# Dictionnaire alimentaire de la lithiase calcique.

**MENARD Cédric**
**DIETETICIEN-NUTRITIONNISTE**
**Diplômes d'Etat français**

Merci infiniment d'avoir acheté cet ouvrage

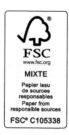

Edition : BoD - Books on Demand
12/14 rond-point des Champs Elysées, 75008 Paris
Imprimé par Books on Demand GmbH, Norderstedt, Allemagne
ISBN : 9782322188581
Dépôt légal : novembre 2019

Bonjour et merci infiniment de votre confiance.

Je m'appelle MENARD Cédric, et je suis diététicien-nutritionniste diplômé d'Etat. J'ai effectué une partie de mes études de diététique au sein de l'hôpital psychiatrique de Picauville, ainsi qu'aux services de néphrologie et de gastro-entérologie au C.H.U de Rennes. Une fois diplômé, je me suis installé comme diététicien-nutritionniste en profession libérale en 2008. J'ai profité de mes premiers mois d'installation pour me spécialiser en micro-nutrition, et fus diplômé du Collège Européen Nutrition Traitement Obésité (CENTO) en 2009.

**<u>Attention</u> : cet ouvrage est strictement adapté à la diététique des coliques néphrétiques d'origine calcique et uniquement à cette pathologie.**

Mes autres ouvrages traitant
de la diététique des coliques néphrétiques calciques :

Quelle alimentation
pour les coliques néphrétiques calciques ?

Recettes et menus
pour les coliques néphrétiques calciques

Menus de printemps
pour les coliques néphrétiques calciques

Menus d'été pour les coliques néphrétiques calciques

Menus d'automne
pour les coliques néphrétiques calciques

Menus d'hiver pour les coliques néphrétiques calciques

Mon site Internet : **www.cedricmenarddieteticien.com**
Mon numéro de certification professionnelle **ADELI**, enregistré auprès de la DDASS : 509500435.

## Vous souhaitez bénéficier
## de mes services diététiques en ligne ?

- Afin d'approfondir votre prise en charge diététique associée à un coaching personnalisé.

- Où bien pour me poser des questions n'ayant malheureusement pas de réponse au sein de cet ouvrage ?

**Rendez vous alors sur mon site Internet**

**www.cedricmenarddieteticien.com**

puis cliquez sur la bannière présente sur la page d'accueil du site intitulée :

**« Bilan diététique, suivi, coaching... »**

# *Légende de l'ouvrage :*

- Le mot cherché est **consommable** ou applicable (si technique culinaire) **sans aucune restriction**, et celui-ci joue même un **rôle protecteur et très positif** et dans ce cas il sera accompagné de **quatre étoiles pleines ★★★★**.

- Le mot cherché est **consommable** ou applicable (si technique culinaire) **sans aucune restriction** car son rôle est neutre, dans ce cas il sera accompagné de **trois étoiles pleines ★★★**.

- Le mot cherché est **consommable** ou applicable (si technique culinaire) avec modération, en effet, il est plus ou moins susceptible d'aggraver vos calculs calciques de façon plus ou moins directe ou indirecte, dans ce cas il sera accompagné de **deux étoiles pleines ★★**.

- Le mot cherché est **consommable**, ou applicable (si technique culinaire) **avec grande modération**, dans ce cas il sera accompagné d'une seule **étoile pleine ★**. Dans l'idéal, celui-ci ne sera pas consommé.

- Le mot cherché est très **vivement déconseillé** à la consommation, pour ne pas dire interdit, il sera alors désigné par ce type de cadre grisé.

# A

**Abats** ★ ★ : parties comestibles des animaux de boucherie qui ne consistent pas en chair ou en muscle : rognons, foie, langue, pied, mou, sang et boudin noir... (**Voir chaque abat concerné séparément dans cet ouvrage**).
*Note : ne pas consommer plus de 120g environ de viande, poisson, œufs par jour !*

**Ablette** ★ ★ : petit poisson d'eau douce à chair blanche.
*Note : ne pas consommer plus de 120g environ de viande, poisson, œufs par jour !*

**Abondance** ★ ★ : fromage à pâte pressée cuite au lait cru de vache.
*Note : pas plus de 30g de fromage par jour !*

**Abricot au naturel** ★ ★ ★ : voir « Abricot frais ».

**Abricot au sirop** ★ ★ ★ : abricot poché et conservé dans de l'eau très sucrée.

**Abricot au sirop léger** ★ ★ ★ : abricot poché et conservé dans de l'eau plus ou moins sucrée.

**Abricot confit** ★ ★ ★ : abricot frais fortement enrichi en sucre.

**Abricot frais** ★ ★ ★ : fruit frais de l'abricotier.

**Abricot sec** ★ ★ : abricot frais déshydraté par l'action du soleil ou de la chaleur.

**Acérola** : voir « Azerole ».

**Achards★★★** : condiment d'origine indienne composé de fruits et de légumes macérés dans le vinaigre.

**Ache** : voir « Céleri branche ».

**Achigan★★** : voir « Black-bass ».

**Acra★★** : boulette composée de morue pilée ou d'éléments divers, enrobée de pâte à beignet et frite à l'huile bouillante.
*Note : ne pas consommer plus de 120g environ de viande, poisson, œufs par jour !*

**Agar-agar★★★** : mucilage obtenu à partir d'algues marines utilisé comme gélifiant.

**Agaric de couche★★★** : champignon comestible à chapeau blanc et à lamelles roses ou brunes. Légume vert.

**Agneau (viande d')★★** : petit de la brebis. Viande rouge.
*Note : ne pas consommer plus de 120g environ de viande, poisson, œufs par jour !*

**Aiguillat★★** : requin comestible, aussi appelé « Chien marin ».
*Note : ne pas consommer plus de 120g environ de viande, poisson, œufs par jour !*

**Aiguillette★★** : viande de bœuf à rôtir. Viande rouge.
*Note : ne pas consommer plus de 120g environ de viande, poisson, œufs par jour !*

**Ail★★★** : plante potagère à bulbe dont les gousses sont utilisées en cuisine. Légume vert.

**Ail semoule★★★** : ail déshydraté et réduit en semoule.

**Aillade★★★** : croûton de pain frotté d'ail et arrosé d'huile d'olive. Féculent.

**Aïoli★★★** : mayonnaise à base d'ail pilé et d'huile d'olive.

**Airelle au naturel** : voir « Airelle fraîche».

**Airelle au sirop** : airelle pochée et conservée dans de l'eau très sucrée.

**Airelle au sirop léger** : airelle pochée et conservée dans de l'eau plus ou moins sucrée.

**Airelle confite** : airelle fraîche fortement enrichie en sucre.

**Airelle fraîche** : fruit rouge ou noir proche de la myrtille.

**Airelle séchée** : airelle ayant subie une action de dessiccation au soleil.

**Alcool (boisson alcoolisée)**★ : vin, liqueur, bière, etc. issus de la fermentation alcoolique.
*Note : uniquement si l'alcool est utilisé dans un plat subissant une cuisson à découvert ! Ne pas boire de boisson alcoolisée !*

**Aligot**★ : purée de pomme de terre additionnée de tomme fraîche.

**Alise**★★★ : fruit rouge de l'alisier.

**Allégé en sel**★★★★ : se dit d'un aliment dont la teneur en sel est réduite par rapport à l'aliment original.
*Note : attention, faux ami ! En effet, alléger un aliment ou une recette en sel ne signifie pas que l'aliment ou que la recette est pauvre en sel ! Ne tombez pas dans ce piège !*

**Allégé en sucre**★★★★ : se dit d'un aliment dont la teneur en sucre est réduite par rapport à l'aliment original.
*Note : attention, faux ami ! En effet, alléger un aliment ou une recette en sucre ne signifie pas que l'aliment ou que la recette est pauvre en sucre ! Ne tombez pas dans ce piège !*

**Alliaire**★★★ : plante à fleur blanche, à odeur d'ail et à saveur piquante.

**Allumette de jambon★★** : jambon blanc taillé en allumettes.
*Note : ne pas consommer plus de 120g environ de viande, poisson, œufs par jour !*

**Alose★★** : poisson gras d'eau douce.
*Note : ne pas consommer plus de 120g environ de viande, poisson, œufs par jour !*

**Aloyau★★** : morceau de viande de bœuf, renfermant le filet, le contre-filet et le romsteck. Viande rouge.
*Note : ne pas consommer plus de 120g environ de viande, poisson, œufs par jour !*

**Amande** : graine de l'amandier.

**Amande marin★★** : mollusque marin comestible.
*Note : ne pas consommer plus de 120g environ de viande, poisson, œufs par jour !*

**Amandine** : tartelette à base d'amandes.

**Amarante★★** : plante potagère dont on consomme les feuilles jeunes. Légume vert.

**Amarante soufflée★★** : voir « Graine d'amarante ».

**Amuse-gueule★★** : petit gâteau salé, canapé, etc.

**Anacarde★★** : voir « Noix de cajou ».

**Ananas au naturel★★★** : voir « Ananas frais ».

**Ananas au sirop★★★** : ananas poché et conservé dans de l'eau très sucrée. Fruit exotique.

**Ananas au sirop léger★★★** : ananas poché et conservé dans de l'eau plus ou moins sucrée. Fruit exotique.

**Ananas confit★★★** : ananas conservé par remplacement de son eau de constitution par du sucre. Fruit exotique.

**Ananas frais**★★★ : gros fruit tropical à chair sucrée et savoureuse. Fruit exotique.

**Ananas séché**★★ : ananas ayant subi une action de dessiccation au soleil. Fruit exotique.

**Anchoïade** purée d'anchois et d'huile d'olive.

**Anchois** : petit poisson gras marin.

**Anchois à l'huile** : filet d'anchois conservé dans l'huile végétale.

**Anchois en saumure** : filet d'anchois conservé dans du sel.

**Andouille**★ : produit de charcuterie cuite, emballé dans un boyau noir, à base de porc notamment.
*Note : ne pas consommer plus de 120g environ de viande, poisson, œufs par jour !*

**Andouillette**★ : charcuterie cuite, emballée dans un boyau, principalement à base de porc.
*Note : ne pas consommer plus de 120g environ de viande, poisson, œufs par jour !*

**Aneth**★★★ : plante ombellifère aromatique.

**Angélique**★★★ : plante ombellifère aromatique.

**Anguille**★★ : poisson gras d'eau douce.
*Note : ne pas consommer plus de 120g environ de viande, poisson, œufs par jour !*

**Anis**★★★ : fruit utilisé pour parfumer certaines boissons alcoolisées, plats, etc.

**Anis étoilé**★★★ : voir « Anis ».

**Anone au naturel**★★★ : voir « Anone fraîche ».

**Anone au sirop★★★** : anone pochée et conservée dans de l'eau très sucrée. Fruit exotique.

**Anone au sirop léger★★★** : anone pochée et conservée dans de l'eau plus ou moins sucrée. Fruit exotique.

**Anone confite★★★** : anone conservée par remplacement de son eau de constitution par du sucre. Fruit exotique.

**Anone fraîche★★★** : fruit tropical comestible. Fruit exotique.

**Anone séchée★★** : anone ayant subie une action de dessiccation au soleil. Fruit exotique.

**Ansérine bon-henri★★★** : plante potagère dont on consomme les feuilles jeunes. Légume vert.

**Ao-nori** : algues vertes comestibles.

**Appenzell** : fromage suisse au lait de vache à pâte dure. Produit laitier.

**Arachide★★★★** : enveloppe de la cacahuète.
*Note : pas d'arachide grillée !*

**Araignée★★** : crustacé vivant en mer, ressemblant au crabe.
*Note : ne pas consommer plus de 120g environ de viande, poisson, œufs par jour !*

**Araignée de bœuf★★** : pièce très tendre provenant des muscles du bassin du bœuf. Viande rouge.
*Note : ne pas consommer plus de 120g environ de viande, poisson, œufs par jour !*

**Araignée de cheval★★** : pièce très tendre provenant des muscles du bassin du cheval. Viande rouge.
*Note : ne pas consommer plus de 120g environ de viande, poisson, œufs par jour !*

**Arôme saveur**★★ : solution aqueuse à base d'arômes issus de protéines de blé.

**Aronia au naturel**★★★ : voir « Aronia fraîche ».

**Aronia au sirop**★★★ : aronia pochée et conservée dans de l'eau très sucrée.

**Aronia au sirop léger**★★★ : aronia pochée et conservée dans de l'eau plus ou moins sucrée.

**Aronia confite**★★★ : aronia conservée par remplacement de son eau de constitution par du sucre.

**Aronia fraîche**★★★ : petite baie rouge ou noire. Fruit rouge.

**Aronia séchée**★★ : aronia ayant subie une action de dessiccation au soleil.

**Arroche**★★★ : plante à feuilles triangulaires dont une seule espèce est comestible. Légume vert.

**Arrow-root**★★★ : fécule de racine de Maranta. Sans gluten.

**Artichaut**★★★ : plante potagère vivace cultivée pour ses capitules dont on consomme le réceptacle. Légume vert.

**Asiago** : fromage italien à pâte dure au lait de vache. Produit laitier.

**Aspartame**★★★ : édulcorant intense de synthèse acalorique.

**Asperge** : plante potagère cultivée pour ses jeunes pousses. Légume vert.

**Aspic**★★★ : préparation culinaire enrobée par de la gelée.

**Atriau**★ : voir « Crépinette ».

**Atte** : voir « Anone ».

**Aubergine** ★ ★ ★ : plante potagère annuelle cultivée surtout dans les régions méditerranéennes. Légume vert.

**Autocuiseur** ★ ★ ★ : récipient métallique à fermeture hermétique, destiné à cuire les aliments sous pression.

**Autruche** ★ ★ : oiseau de grande taille d'Afrique et du Proche-Orient.
*Note : ne pas consommer plus de 120g environ de viande, poisson, œufs par jour !*

**Avocat** ★ ★ ★ : fruit oléagineux issu de l'avocatier.

**Avoine** ★ ★ ★ : céréale dont les graines sont comestibles. Féculent.

**Azerole au naturel** ★ ★ ★ : voir « Azerole fraîche ».

**Azerole au sirop** ★ ★ ★ : azerole pochée et conservée dans de l'eau très sucrée.

**Azerole au sirop léger** ★ ★ ★ : azerole pochée et conservée dans de l'eau plus ou moins sucrée.

**Azerole confite** ★ ★ ★ : azerole conservée par remplacement de son eau de constitution par du sucre.

**Azerole en poudre** ★ ★ ★ : extraits d'azerole vendus en gélule ou en cachet.

**Azerole fraîche** ★ ★ ★ : petit fruit rouge ressemblant à une cerise très riche en vitamine C.

**Azerole séchée** ★ ★ : azerole ayant subie une action de dessiccation au soleil.

**Azyme** ★ ★ ★ : se dit de pain cuit sans levain. Féculent

# ℬ

**Baba**★★ : gâteau fait avec une pâte levée additionnée de raisins secs, et imbibé, après cuisson, de rhum ou de kirsch.

**Babelutte**★★ : sucre d'orge aromatisé au miel ou à la cassonade.

**Babeurre**★★ : résidu liquide de la fabrication du beurre, obtenu après barattage de la crème.

**Baby-beef**★★ : jeune bovin engraissé pour sa viande, abattu à l'âge de 12 à 15 mois. Viande rouge.
*Note : ne pas consommer plus de 120g environ de viande, poisson, œufs par jour !*

**Bacon** : pièce de carcasse de porc salée et fumée, coupée en fine tranche. Charcuterie.

**Badiane**★★★ : voir « Anis étoilé».

**Bagel**★★ : petit pain blanc avec la mie très ferme en forme d'anneau. Féculent.

**Bagel complet**★★★: petit pain complet avec la mie très ferme en forme d'anneau. Féculent.

**Bagel complet sans gluten**★★★ : petit pain complet avec la mie sans gluten très ferme en forme d'anneau. Féculent.

**Bagel sans gluten**★★ : petit pain blanc avec la mie sans gluten très ferme en forme d'anneau. Féculent.

**Bagnes** : fromage au lait cru de vache à pâte dure. Produit laitier.

**Baguette★★** : pain blanc à index glycémique élevé. Féculent.

**Baie de goji confite★★★** : petit fruit rouge qui se consomme après avoir été fortement enrichi en sucre.

**Baie de goji fraîche★★★** : petite baie rouge fraîche provenant d'un arbuste chinois.

**Baie de goji séchée★★** : petit fruit rouge qui se consomme après totale dessiccation.

**Baklava** : gâteau turc à base de pâte feuilletée, de miel et d'amandes.

**Ballottine★★** : galantine roulée à base de volaille et de farce. Charcuterie.
*Note : ne pas consommer plus de 120g environ de viande, poisson, œufs par jour !*

**Balsamite★★★★** : plante aux feuilles condimentaires.

**Bambou (pousses de)★★★** : jeunes pousses de bambou comestible. Légume vert.

**Banana split** : dessert à base de banane, de glace à la vanille, de crème Chantilly et d'amandes. Fruit exotique.

**Banane confite★★★** : banane conservée par remplacement de son eau de constitution par du sucre. Fruit exotique.

**Banane plantain★★★** : fruit tropical issu du bananier riche en amidon qui se consomme cuit. Fruit exotique.

**Banane séchée★★** : banane ayant subie une action de dessiccation. Fruit exotique.

**Banane tigrée★★★** : fruit tropical issu du bananier riche en amidon avant sa pleine maturité. Fruit exotique.

**Banon**★★ : fromage au lait cru de chèvre ou de brebis enveloppé dans une feuille de châtaigner. Produit laitier.
*Note : pas plus de 30g de fromage par jour !*

**Bar**★★ : poisson marin à chair blanche.
*Note : ne pas consommer plus de 120g environ de viande, poisson, œufs par jour !*

**Barbeau**★★ : poisson d'eau douce à chair blanche.
*Note : ne pas consommer plus de 120g environ de viande, poisson, œufs par jour !*

**Barbue**★★ : poisson marin à chair blanche.
*Note : ne pas consommer plus de 120g environ de viande, poisson, œufs par jour !*

**Barde**★★ : tranche de lard servant à envelopper un morceau de volaille ou de viande.
*Note : ne pas consommer plus de 120g environ de viande, poisson, œufs par jour !*

**Barracuda**★★ : poisson marin à chair blanche.
*Note : ne pas consommer plus de 120g environ de viande, poisson, œufs par jour !*

**Barre chocolatée**★ : confiserie à base de chocolat et de sucre et/ou de fruits et/ou de céréales, etc.

**Barre de céréales**★★ : barre très sucrée à base de diverses céréales.

**Barre de fruits**★★ : barre très sucrée à base de divers fruits secs ou frais.

**Basilic**★★★ : plante aromatique et condimentaire.

**Bâtard**★★ : pain blanc d'une demi-livre, plus court que la baguette. Féculent.

**Bâtard complet**★★★ : pain complet d'une demi-livre, plus court que la baguette. Féculent.

**Batavia**★★★ : laitue à feuille croquante. Légume vert.

**Baudroie**★★ : voir « Lotte ».
*Note : ne pas consommer plus de 120g environ de viande, poisson, œufs par jour !*

**Bavarois**★ : dessert à base de crème anglaise et de gélatine.

**Bavette**★★ : pièce tendre de bœuf. Viande rouge.
*Note : ne pas consommer plus de 120g environ de viande, poisson, œufs par jour !*

**Beaufort** : fromage au lait cru de vache à pâte dure. Produit laitier.

**Beignet**★★ : préparation culinaire frite, consistant en une pièce de viande, fruit, légume, etc. enrobée par une pâte épaisse.
*Note : ne pas consommer plus de 120g environ de viande, poisson, œufs par jour !*

**Bette** : plante potagère dont on consomme notamment les côtes, mais également les feuilles. Légume vert.

**Betterave** : plante potagère dont on consomme la racine charnue. Légume vert.

**Beurre d'amande** : pâte alimentaire obtenue à partir d'amande grillée.

**Beurre d'arachide**★★★★ : voir « Arachide ».

**Beurre de « ... »** : voir « Purée de « ... » ».

**Beurre de cacahuète**★★★★ : voir « Arachide ».

**Beurre de cacao**★ : matières grasses du cacao.

**Beurre demi-sel★** : matières grasses alimentaires fabriquées à partir de la crème de lait de vache, puis salées.

**Beurre demi-sel à 62% de matières grasses★** : beurre demi-sel dont la teneur en matières grasses est réduite d'un quart par rapport au beurre traditionnel.

**Beurre demi-sel à 41% de matières grasses★** : beurre demi-sel dont la teneur en matières grasses est réduite de moitié par rapport au beurre traditionnel.

**Beurre demi-sel à 15% de matières grasses★** : beurre demi-sel dont la teneur en matières grasses est réduite de plus des trois quarts par rapport au beurre traditionnel.

**Beurre demi-sel à 5% de matières grasses★** : beurre demi-sel dont la teneur en matières grasses est très faible par rapport au beurre traditionnel.

**Beurre doux★★★** : matières grasses alimentaires fabriquées à partir de la crème de lait de vache non salées.

**Beurre doux à 62% de matières grasses★★★** : beurre doux dont la teneur en matières grasses est réduite d'un quart par rapport au beurre traditionnel.

**Beurre doux à 41% de matières grasses★★★** : beurre doux dont la teneur en matières grasses est réduite de moitié par rapport au beurre traditionnel.

**Beurre doux à 15% de matières grasses★★★** : beurre doux dont la teneur en matières grasses est réduite de plus des trois quarts par rapport au beurre traditionnel.

**Beurre doux à 5% de matières grasses★★★** : beurre doux dont la teneur en matières grasses est très faible par rapport au beurre traditionnel.

**Beurre noisette★★★** : beurre mis à chauffer dans une poêle jusqu'à brunissement.

*21*

*Note : évitez le beurre salé !*

**Beurre sans lactose**★★★ : matières grasses alimentaires fabriquées à partir de la crème de lait de vache délactosée et non salées.
*Note : évitez le beurre salé !*

**Bicarbonate de sodium**★★★★ : sel basique de sodium utilisé parfois pour soulager les maux d'estomac.

**Bicarbonate de soude**★★★★ : voir « Bicarbonate de sodium ».

**Biche**★★ : femelle du cerf. Viande rouge. Gibier.
*Note : ne pas consommer plus de 120g environ de viande, poisson, œufs par jour !*

**Bière**★ : boisson issue de la fermentation alcoolique de l'orge notamment.
*Note : uniquement si l'alcool est utilisé dans un plat subissant une cuisson à découvert ! Ne pas boire de boisson alcoolisée !*

**Bière sans alcool**★★★ : boisson issue de la fermentation alcoolique de l'orge notamment et dont on a extrait l'alcool.

**Bière sans gluten**★ : boisson issue de la fermentation alcoolique de l'orge notamment et dont on a extrait le gluten.
*Note : uniquement si l'alcool est utilisé dans un plat subissant une cuisson à découvert ! Ne pas boire de boisson alcoolisée !*

**Bifteck**★★ : tranche de bœuf à griller. Viande rouge.
*Note : ne pas consommer plus de 120g environ de viande, poisson, œufs par jour !*

**Bigorneau** : mollusque comestible.

**Bio**★★★ : aliment issu de l'agriculture ou de l'élevage biologique.

**Biscôme**★★★ : gâteau proche du pain d'épices.

**Biscotte aux céréales**★★★ : voir « Biscotte complète ». Féculent.

**Biscotte briochée**★★ : tranche de pain de mie brioché grillée au four industriellement. Féculent.

**Biscotte complète**★★★ : tranche de pain de mie complet grillée au four industriellement. Féculent.

**Biscotte complète sans gluten**★★★ : tranche de pain de mie complet sans gluten grillée au four industriellement. Féculent.

**Biscotte complète sans sel & sans gluten**★★★ : tranche de pain de mie complet sans sel et sans gluten grillée au four industriellement. Féculent.

**Biscotte de froment**★★: tranche de pain de mie grillée au four industriellement. Féculent.

**Biscotte sans gluten**★★★ : tranche de pain de mie sans gluten grillée au four industriellement. Féculent.

**Biscotte sans sel**★★★ : tranche de pain de mie sans sel grillée au four industriellement. Féculent.

**Biscotte sans sel & sans gluten**★★★ : tranche de pain de mie sans sel et sans gluten grillée au four industriellement. Féculent.

**Biscuit**★★ : gâteau sec fait de farine, de sucre, d'œufs et de matières grasses.
*Note : évitez ceux à base de cacao !*

**Biscuit pour petit déjeuner**★★ : biscuit sec adapté pour le petit-déjeuner riche en céréales. Féculent.
*Note : évitez ceux à base de cacao !*

**Biscuit pour petit déjeuner allégé en sucre★★** : biscuit sec adapté pour le petit-déjeuner riche en céréales et à teneur réduite en sucre. Féculent.
*Note : évitez ceux à base de cacao !*

**Biscuit pour petit déjeuner aux fruits secs★★** : biscuit sec adapté pour le petit-déjeuner accompagné de fruits secs. Féculent.
*Note : évitez ceux à base de cacao !*

**Biscuit pour petit déjeuner fourré★★** : biscuit sec adapté pour le petit-déjeuner fourré. Féculent.
*Note : évitez ceux à base de cacao !*

**Biscuit pour petit déjeuner riche en céréales complètes★★** : biscuit sec adapté pour le petit-déjeuner riche en céréales complètes. Féculent.
*Note : évitez ceux à base de cacao !*

**Biscuit sans sucre★★** : biscuit sec édulcoré. Féculent.
*Note : évitez ceux à base de cacao !*

**Biscuit sans sucre ajouté★★** : biscuit sec édulcoré sans ajout de sucre autre que celui qui est naturellement présent dans les aliments de base. Féculent.
*Note : évitez ceux à base de cacao !*

**Biscuit sans gluten★★** : biscuit sec garanti sans gluten. Féculent.
*Note : évitez ceux à base de cacao !*

**Biscuit sans sel★★** : biscuit sec garanti sans sel. Féculent.
*Note : évitez ceux à base de cacao !*

**Bison (tous morceaux confondus)★★** : viande très analogue à celle du bœuf. Viande rouge.
*Note : ne pas consommer plus de 120g environ de viande, poisson, œufs par jour !*

**Bisque**★★★ : potage confectionné à partir d'un coulis de crustacés.

**Black-Bass**★★ : poisson gras d'eau douce.
*Note : ne pas consommer plus de 120g environ de viande, poisson, œufs par jour !*

**Blanc d'œuf**★★★ : partie comestible de l'œuf sans le jaune.

**Blanc-manger** : entremets froid à base de lait d'amande.

**Blanquette**★★ : plat de viande bouillie (veau, dinde, agneau) servi avec une sauce à base de bouillon lié avec de la farine et du beurre.
*Note : ne pas consommer plus de 120g environ de viande, poisson, œufs par jour !*

**Blé(1)**★★★ : plante herbacée dont on extrait le grain, en vue de la confection de la farine de blé pour en faire du pain et des pâtes, etc. Féculent.
*Note : le blé complet est plus intéressant que le blé bluté !*

**Blé(2)**★★★ : blé complet précuit. Féculent.

**Blette** : voir « Bette ».

**Bleu(1)**★★ : fromage affiné à pâte persillée. Produit laitier.
*Note : pas plus de 30g de fromage par jour !*

**Bleu(2)**★★ : cuisson très saignante d'une viande rouge.
*Note : ne pas consommer plus de 120g environ de viande, poisson, œufs par jour !*

**Bliblis**★★★ : pois chiches grillés. Féculent. Sans gluten.

**Blini**★★ : petite crêpe de blé et de sarrasin. Féculent.
*Note : idéalement elle sera à base de farines complètes !*

**Bloody mary**★ : cocktail de vodka et de jus de tomate.

**Bœuf (viande de)★★** : animal de l'espèce bovine. Viande rouge.
*Note : ne pas consommer plus de 120g environ de viande, poisson, œufs par jour !*

**Bogue★★** : poisson marin à chair blanche.
*Note : ne pas consommer plus de 120g environ de viande, poisson, œufs par jour !*

**Boisson énergisante** : boisson gazeuse ou plate à base de taurine et de caféine.

**Bolet★★★** : champignon sauvage, dont certains sont comestibles, tels les cèpes. Légume vert.

**Bonbon★★** : confiserie uniquement à base de sucre et d'arome.

**Bonbon sans sucre★★★** : confiserie uniquement à base d'édulcorant.

**Bonite★★** : poisson gras marin.
*Note : ne pas consommer plus de 120g environ de viande, poisson, œufs par jour !*

**Boucan** : viande fumée.

**Boucaud** : crevette grise.

**Bouchée★★** : croûte en pâte feuilletée garnie de compositions alimentaires diverses, exemple : bouchée à la reine.
*Note : tout dépend de la garniture de la bouchée !*

**Boudin blanc★★** : charcuterie composée à base de farce de viande maigre, de lait, d'œufs, de crème, de la mie de pain ou de la farine et des épices.
*Note : ne pas consommer plus de 120g environ de viande, poisson, œufs par jour !*

**Boudin noir★** : charcuterie cuite à base de sang et de gras de porc introduits dans un boyau.

*Note : ne pas consommer plus de 120g environ de viande, poisson, œufs par jour !*

**Boudoir**★★★ : biscuit allongé saupoudré de sucre.

**Bouffi** : hareng saur peu fumé.

**Bouillabaisse**★★★ : soupe provençale préparée à partir de divers poissons, crustacés, etc.

**Bouillie**★★★ : aliment pâteux composé de farine et de lait, ou d'eau, bouillis ensemble. Féculent.
*Note : idéalement il s'agira de farine complète !*

**Bouillon**★★★ : potage clair obtenu en faisant bouillir dans l'eau de la viande et des légumes.

**Bouillon de bœuf dégraissé en cube**★★ : bouillon de bœuf industriel allégé en matières grasses puis déshydraté en cube.

**Bouillon de bœuf en cube**★★ : bouillon de bœuf industriel déshydraté en cube.

**Bouillon de légumes dégraissé en cube**★★: bouillon de légumes industriel allégé en matières grasses puis déshydraté en cube.

**Bouillon de légumes en cube**★★ : bouillon de légumes industriel déshydraté en cube.

**Bouillon de légumes sans sel en cube**★★ : bouillon de légumes industriel sans sel déshydraté en cube.

**Bouillon de volaille allégé en sel en cube**★★ : bouillon de volaille industriel allégé en sel et déshydraté en cube.

**Bouillon de volaille dégraissé en cube**★★ : bouillon de volaille industriel allégé en matières grasses puis déshydraté en cube.

**Bouillon de volaille en cube**★★ : bouillon de volaille industriel déshydraté en cube.

**Bouillon de pot-au-feu en cube**★★ : voir « Bouillon de bœuf en cube ».

**Bouillon déshydraté en poudre**★★ : voir « Bouillon de... en cube ».

**Boulgour**★★ : blé bluté concassé que l'on consomme cuit à la vapeur ou à l'eau. Féculent.

**Boulgour complet**★★★ : blé complet concassé que l'on consomme cuit à la vapeur ou à l'eau. Féculent.

**Boulgour d'épeautre**★★ : épeautre bluté concassé que l'on consomme cuit à la vapeur ou à l'eau. Féculent.

**Boulgour de petit épeautre**★★ : petit épeautre bluté concassé que l'on consomme cuit à la vapeur ou à l'eau. Féculent.

**Boulgour de riz**★★ : riz blanc concassé que l'on consomme cuit à la vapeur ou à l'eau. Féculent. Sans gluten.

**Boulgour de riz complet**★★★ : riz complet concassé que l'on consomme cuit à la vapeur ou à l'eau. Féculent. Sans gluten.

**Boulgour de sarrasin**★★ : sarrasin bluté concassé que l'on consomme cuit à la vapeur ou à l'eau. Féculent. Sans gluten.

**Bouquet** : grosse crevette rose.

**Bourguignon (bœuf)**★★ : ragoût de bœuf au vin rouge et aux oignons. Viande rouge.
*Note : ne pas consommer plus de 120g environ de viande, poisson, œufs par jour !*

**Bourrache officinale**★★★ : plante condimentaire dont on consomme les feuilles jeunes.

**Bourrache orientale**★★★ : plante condimentaire dont on consomme les feuilles jeunes.

**Bourride**★★ : bouillabaisse liée à l'aïoli et aux jaunes d'œufs.

**Boutefas**★ : gros saucisson de porc. Charcuterie.
*Note : ne pas consommer plus de 120g environ de viande, poisson, œufs par jour !*

**Braisé (cuisson en)**★★★ : cuire un aliment dans un fond très aromatique peu ou pas gras, en vase clos.

**Brandade**★★ : plat à base de morue et de pommes de terre.
*Note : ne pas consommer plus de 120g environ de viande, poisson, œufs par jour !*

**Brème**★★ : poisson d'eau douce à chair blanche.
*Note : ne pas consommer plus de 120g environ de viande, poisson, œufs par jour !*

**Bretzel**★ : gâteau sec en forme de 8, saupoudré de sel et de cumin.

**Bretzel sans gluten**★ : gâteau sec sans gluten en forme de 8, saupoudré de sel et de cumin.

**Brie**★★ : fromage affiné au lait de vache à pâte molle et à croûte fleurie. Produit laitier.
*Note : pas plus de 30g de fromage par jour !*

**Brillat-savarin**★★ : fromage au lait cru de vache à pâte molle et à croûte fleurie. Fromage triple crème. Produit laitier.
*Note : pas plus de 30g de fromage par jour !*

**Brioche**★★ : pâtisserie à pâte levée, faite de farine, de levure, de matières grasses et d'œufs.

**Brisolée** : repas à base de châtaignes et de fromage affiné.

**Broccio** ★ ★ : fromage à base de lait de chèvre ou de brebis. Produit laitier.
*Note : pas plus de 30g de fromage par jour !*

**Brochet** ★ ★ : poisson d'eau douce à chair blanche.
*Note : ne pas consommer plus de 120g environ de viande, poisson, œufs par jour !*

**Brouillade** ★ ★ : préparation culinaire à base d'œufs brouillés.
*Note : ne pas consommer plus de 120g environ de viande, poisson, œufs par jour !*

**Brousse** ★ ★ : fromage de lactosérum de lait de chèvre, brebis ou vache très proche de la ricotta. Produit laitier.

**Brownie** : petit gâteau au chocolat garni de noix.

**Brugnon au naturel** ★ ★ ★ : voir « Brugnon frais ».

**Brugnon au sirop** ★ ★ ★ : brugnon poché et conservé dans de l'eau très sucrée.

**Brugnon au sirop léger** ★ ★ ★ : brugnon poché et conservé dans de l'eau plus ou moins sucrée.

**Brugnon frais** ★ ★ ★ : fruit du brugnonier.

**Bûche de chèvre** ★ ★ : fromage au lait de chèvre en forme de petit cylindre arrondi et long. Produit laitier.
*Note : pas plus de 30g de fromage par jour !*

**Buffle** ★ ★ : voir « Bœuf (viande de) ».
*Note : ne pas consommer plus de 120g environ de viande, poisson, œufs par jour !*

**Bugne** ★ ★ : languette de pâte frite à l'huile et saupoudrée de sucre. Féculent.

**Bulot** : coquillage marin.

**Bun★★** : petit pain blanc rond à pâte levée. Féculent.

**Bun complet★★★** : petit pain complet rond à pâte levée. Féculent.

**Bun complet sans gluten★★★** : petit pain complet rond sans gluten à pâte levée. Féculent.

**Bun sans gluten★★** : petit pain blanc rond sans gluten à pâte levée. Féculent.

**Burger★** : sandwich rond servant de base à la restauration rapide. Féculent.

**Busserole★★★★** : petite baie comestible d'un arbrisseau : le busserole. Fruit frais.
*Note : notamment sous forme de gélule ou d'infusion ! Ne pas la consommer avec du jus de fruit. Enfin elle est interdite aux enfants de moins de 12 ans !*

# C

**Cabillaud★★** : poisson marin à chair blanche.
*Note : ne pas consommer plus de 120g environ de viande, poisson, œufs par jour !*

**Cabot★★** : poisson marin à chair blanche.
*Note : ne pas consommer plus de 120g environ de viande, poisson, œufs par jour !*

**Cacahuète★★★★** : graine de l'arachide que l'on consomme torréfiée.
*Note : pas de cacahuète grillée du commerce !*

**Cacao★** : graine du cacaoyer servant à produire le chocolat.

**Cacao en poudre★** : mélange de poudre de cacao et de sucre.

**Cacao en poudre non sucré★** : poudre de cacao sans ajout de sucre.

**Cachou★★** : pastille aromatique parfumée à la noix d'arec.

**Café★★** : graine du caféier riche en caféine consommée torréfiée en boisson.

**Café aux céréales★★★** : boisson obtenue à partir de diverses céréales et fruits le plus souvent associés à de la chicorée.

**Café chicorée★★★** : chicorée amère à grosse racine cultivée comme succédané de café.

**Café décaféiné★★★** : café sans caféine.

**Café d'épeautre★★★** : graines d'épeautres consommées torréfiées en boisson.

**Café de pissenlit★★★★** : boisson obtenue à partir de racines de pissenlits séchées.

**Café d'orge★★★** : boisson obtenue à partir de malt d'orge torréfié.

**Café noisette★★** : café additionné d'un peu de lait.

**Café soluble** : café déshydraté en grains.

**Café soluble décaféiné** : café décaféiné déshydraté en grains.

**Caille★★** : petit oiseau migrateur voisin de la perdrix. Gibier.
*Note : ne pas consommer plus de 120g environ de viande, poisson, œufs par jour !*

**Caillette★** : hachis de viande de porc, de feuilles d'épinard et de bette, le tout entouré d'une crépine puis cuit au four.
*Note : ne pas consommer plus de 120g environ de viande, poisson, œufs par jour !*

**Cake★★** : gâteau constitué d'une pâte aux œufs levée incorporée de fruits confits et de raisins secs imbibés de rhum.

**Cake sans gluten★★** : gâteau constitué d'une pâte aux œufs levée sans gluten, incorporée de fruits confits et de raisins secs imbibés de rhum.

**Calamar★★** : mollusque marin, dont l'encornet est très apprécié pour sa chair.
*Note : ne pas consommer plus de 120g environ de viande, poisson, œufs par jour !*

**Calisson** : confiserie en forme de losange à base de pâte d'amande au dessus glacé.

**Calvados★** : eau-de-vie de cidre.
*Note : uniquement si l'alcool est utilisé dans un plat subissant une cuisson à découvert ! Ne pas boire de boisson alcoolisée !*

**Camembert★★** : fromage affiné au lait de vache à pâte molle et à croûte fleurie. Produit laitier.
*Note : pas plus de 30g de fromage par jour !*

**Camu-camu au naturel★★★★** : voir « Camu-camufraîche ».

**Camu-camu au sirop★★★** : camu-camu pochée et conservée dans de l'eau très sucrée. Fruit exotique.

**Camu-camu au sirop léger★★★** : camu-camu pochée et conservée dans de l'eau plus ou moins sucrée. Fruit exotique.

**Camu-camu confite★★★** : camu-camu conservée par remplacement de son eau de constitution par du sucre. Fruit exotique.

**Camu-camu en poudre**★★★★ : extraits de camu-camu vendus en gélule ou en poudre. Fruit exotique.

**Camu-camu fraîche**★★★★ : fruit rouge orangé ressemblant à une prune très riche en vitamine C. Fruit exotique.

**Camu-camu séchée**★★★★ : camu-camu ayant subie une action de dessiccation au soleil. Fruit exotique.

**Canapé**★★ : petite tranche de pain de mie garnie de compositions diverses. Féculent.
*Note : tout dépend de la garniture du canapé !*

**Canard(1)**★★ : oiseau palmipède comestible. Volaille.
*Note : ne pas consommer plus de 120g environ de viande, poisson, œufs par jour !*

**Canard(2)**★ : sucre imbibé d'alcool, de café ou autre.

**Cancale**★ : voir « Huître ».

**Cancoillotte**★★ : fromage peu gras à pâte fondue au lait de vache. Produit laitier.
*Note : pas plus de 30g de fromage par jour !*

**Candi**★★: voir « Sucre ».

**Cane, canette**★★ : voir « Canard (1) ».

**Canneberge au naturel**★★★ : voir « Canneberge fraîche ».

**Canneberge au sirop**★★ : canneberge pochée et conservée dans de l'eau très sucrée.

**Canneberge au sirop léger**★★★ : canneberge pochée et conservée dans de l'eau plus ou moins sucrée.

**Canneberge confite**★★ : canneberge conservée par remplacement de son eau de constitution par du sucre.

**Canneberge fraîche**★★★ : baie rouge ressemblant à l'airelle. Fruit rouge.

**Canneberge séchée**★★ : canneberge ayant subie une action de dessiccation au soleil.

**Cannelle**★★★ : poudre de l'écorce du cannellier, utilisée comme aromate.

**Cannelloni**★★ : pâte alimentaire de froment enroulée en cylindre et garnie de farce. Féculent.

**Cannelloni complet**★★★ : pâte alimentaire complète enroulée en cylindre et garnie de farce. Féculent.

**Cannelloni complet sans gluten**★★★ : pâte alimentaire complète sans gluten enroulée en cylindre et garnie de farce. Féculent.

**Cannelloni sans gluten**★★ : pâte alimentaire sans gluten enroulée en cylindre et garnie de farce. Féculent.

**Cantal**★★ : fromage affiné à pâte pressée non cuite à base de lait de vache. Produit laitier.
*Note : pas plus de 30g de fromage par jour !*

**Cantaloup** : voir « Melon ».

**Capelan**★★ : poisson marin à chair blanche.
*Note : ne pas consommer plus de 120g environ de viande, poisson, œufs par jour !*

**Capitaine**★★ : poisson marin à chair blanche.
*Note : ne pas consommer plus de 120g environ de viande, poisson, œufs par jour !*

**Cappuccino**★ : café au lait mousseux.

**Câpre**★ : condiment. Bouton de fleur du câprier confit dans du vinaigre.

**Carambole au naturel★★★** : voir « Carambole fraîche ».

**Carambole au sirop★★** : carambole pochée et conservée dans de l'eau très sucrée. Fruit exotique.

**Carambole au sirop léger★★★** : carambole pochée et conservée dans de l'eau plus ou moins sucrée. Fruit exotique.

**Carambole confite★★** : carambole conservée par remplacement de son eau de constitution par du sucre. Fruit exotique.

**Carambole fraîche★★★**: fruit à chair juteuse et acidulée. Fruit exotique.

**Carambole séchée★★** : carambole ayant subie une action de dessiccation au soleil. Fruit exotique.

**Caramel(1)★★** : produit résultant de l'action de la chaleur sur du sucre additionné d'un peu d'eau.

**Caramel(2)★★** : confiserie à base de sucre et de matières grasses (crème, lait, beurre...)

**Carbonnade★★** : morceaux de bœuf bouillis puis cuits à l'étuvée. Viande rouge.
*Note : ne pas consommer plus de 120g environ de viande, poisson, œufs par jour !*

**Cardamone★★★** : épice.

**Cardine★★** : voir « Turbot ».

**Cardon★★★** : plante potagère dont on consomme la base charnue des feuilles. Légume vert.

**Cari★★★** : voir « Curry ».

**Carotte** : plante potagère cultivée pour sa racine comestible. Légume vert.

**Carpaccio de bœuf** : viande de bœuf découpée en très fine lamelle consommée crue, nappée d'huile d'olive et de jus de citron. Viande rouge.

**Carpaccio de saumon** : viande de saumon découpée en très fine lamelle consommée crue, nappée d'huile d'olive et de jus de citron.

**Carpe**★★ : poisson d'eau douce à chair blanche.
*Note : ne pas consommer plus de 120g environ de viande, poisson, œufs par jour !*

**Carré de l'Est**★★ : fromage au lait de vache à pâte molle et à croûte fleurie. Produit laitier.
*Note : pas plus de 30g de fromage par jour !*

**Carré de porc**★★ : pièce de porc à rôtir ou à griller.
*Note : ne pas consommer plus de 120g environ de viande, poisson, œufs par jour !*

**Carré de veau**★★ : pièce de veau à mijoter.
*Note : ne pas consommer plus de 120g environ de viande, poisson, œufs par jour !*

**Carrelet**★★ : poisson marin plat à chair blanche.
*Note : ne pas consommer plus de 120g environ de viande, poisson, œufs par jour !*

**Carvi**★★★ : fruit aromatique du carvi (plante des plaines).

**Cassate**★★ : crème glacée garnie de fruits confits.

**Cassis au naturel**★★★ : voir « Cassis frais ».

**Cassis au sirop**★★ : cassis poché et conservé dans de l'eau très sucrée.

**Cassis au sirop léger**★★★ : cassis poché et conservé dans de l'eau plus ou moins sucrée.

Cassis confit
- Céréale extrudée sucrée pour petit-déjeuner

**Cassis confit★★** : baie de cassis conservée par remplacement de son eau de constitution par du sucre.

**Cassis frais★★★** : fruit, petite baie noire.

**Cassis séché★★** : cassis ayant subi une action de dessiccation au soleil.

**Cassonade★★** : sucre roux ayant été raffiné qu'une seule fois.

**Cassoulet★** : ragoût confectionné à partir de haricots blancs et de confit d'oie, de canard, de mouton ou de porc.
*Note : ne pas consommer plus de 120g environ de viande, poisson, œufs par jour !*

**Caviar** : œufs d'esturgeons égrenés et salés.

**Céleri à couper** : plante potagère dont on consomme les côtes des pétioles. Légume vert.

**Céleri branche** : plante potagère dont on consomme les côtes des pétioles. Légume vert.

**Céleri-rave** : plante potagère, variété de céleri dont on consomme la base charnue. Légume vert.

**Cèpe★★★** : champignon comestible. Légume vert.

**Céréales★★★** : blé, millet, avoine, orge, seigle, riz, maïs, etc. Voir pour chaque céréale leur dénomination propre. Féculent.

**Céréale extrudée « de régime »★★★** : céréale soufflée sans sucre, faible en calories et à fort index glycémique. Féculent.
*Note : veillez à ce qu'elles soient exemptes de cacao !*

**Céréale extrudée sucrée pour petit-déjeuner★★** : céréale soufflée et enrobée de sucre, de miel, etc. Féculent.
*Note : veillez à ce qu'elles soient exemptes de cacao !*

**Céréale extrudée sucrée pour petit-déjeuner sans gluten**★★ : céréale sans gluten soufflée et enrobée de sucre, de miel, etc. Féculent.
*Note : veillez à ce qu'elles soient exemptes de cacao !*

**Cerf**★★ : viande rouge, gibier.
*Note : ne pas consommer plus de 120g environ de viande, poisson, œufs par jour !*

**Cerfeuil**★★★★ : feuille d'une plante aromatique servant de condiment. Légume vert.

**Cerfeuil tubéreux**★★★★ : variété de cerfeuil dont on consomme la racine. Légume vert.

**Cerise au naturel**★★★★ : voir « Cerise fraîche ».

**Cerise au sirop**★★★ : cerise pochée et conservée dans de l'eau très sucrée.

**Cerise au sirop léger**★★★★ : cerise pochée et conservée dans de l'eau plus ou moins sucrée.

**Cerise confite**★★★ : cerise conservée par remplacement de son eau de constitution par du sucre.

**Cerise fraîche**★★★★ : fruit du cerisier.
*Note : les infusions de queues de cerises sont très intéressantes !*

**Cerise séchée**★★★★ : cerise ayant subie une action de dessiccation au soleil.

**Cervelas**★ : saucisson cuit, charcuterie.
*Note : ne pas consommer plus de 120g environ de viande, poisson, œufs par jour !*

**Cervelle**★★ : cerveau de certains animaux destiné à la consommation.
*Note : ne pas consommer plus de 120g environ de viande, poisson, œufs par jour !*

**Céteau**★★ : petite sole, poisson plat marin à chair blanche.
*Note : ne pas consommer plus de 120g environ de viande, poisson, œufs par jour !*

**Chabichou**★★★ : fromage affiné au lait de chèvre. Produit laitier.
*Note : pas plus de 30g de fromage par jour !*

**Chabot**★★ : poisson d'eau douce à chair blanche.
*Note : ne pas consommer plus de 120g environ de viande, poisson, œufs par jour !*

**Chachlik**★★ : brochette de mouton qui a marinée dans du vinaigre épicé. Viande rouge.
*Note : ne pas consommer plus de 120g environ de viande, poisson, œufs par jour !*

**Champagne**★ : vin blanc mousseux.

**Champignon au naturel**★★★ : champignon stérilisé dans son eau de cuisson non salée. Légume vert.

**Champignon comestible**★★★ : cryptogame sans chlorophylle. Seulement quelques centaines d'entre eux sur plus de 50000 sont comestibles. Voir les différents champignons comestibles dans cet ouvrage séparément. Légume vert.

**Champignon de Paris**★★★ : petit champignon comestible blanc.

**Champignon en saumure**★★ : champignon stérilisé dans son eau de cuisson salée. Légume vert.

**Champignon séché**★★★ : champignon frais ayant subi une action de dessiccation. Légume vert.

**Chanterelle**★★★ : champignon comestible. Légume vert.

**Chaource**★★ : fromage au lait de vache à pâte molle et à croûte fleurie. Produit laitier.

*Note : pas plus de 30g de fromage par jour !*

**Chapelure** ★ ★ : pain blanc séché au four puis écrasé en miettes. Féculent.

**Chapelure complète** ★ ★ ★ : pain complet séché au four puis écrasé en miettes. Féculent.

**Chapelure complète sans gluten** ★ ★ ★ : pain complet sans gluten séché au four puis écrasé en miettes. Féculent.

**Chapelure sans gluten** ★ ★ : pain blanc sans gluten séché au four puis écrasé en miettes. Féculent.

**Chapon** ★ ★ : coq castré. Volaille.
*Note : ne pas consommer plus de 120g environ de viande, poisson, œufs par jour !*

**Charcuterie** ★ : produit à base de viande de porc cuite ou crue et salée. Voir chaque charcuterie séparément.
*Note : ne pas consommer plus de 120g environ de viande, poisson, œufs par jour !*

**Charlotte** ★ ★ : gâteau composé de fruits ou de crème, dont on rempli un moule garni de biscuits.

**Châtaigne** ★ : fruit du châtaigner, riche en amidon. Féculent.

**Chateaubriand** ★ ★ : épaisse tranche de filet de bœuf grillée ou poêlée. Viande rouge.
*Note : ne pas consommer plus de 120g environ de viande, poisson, œufs par jour !*

**Chatrou** ★ ★ : petite pieuvre comestible.
*Note : ne pas consommer plus de 120g environ de viande, poisson, œufs par jour !*

**Chausson** ★ ★ ★ : pâtisserie faite de pâte feuilletée repliée sur elle-même et garnie d'une compote.

**Chayote**★★★ : fruit des pays chauds ayant la forme d'une grosse poire verte. Fruit exotique.

**Cheddar** : fromage au lait de vache à pâte dure. Produit laitier.

**Cheeseburger** : hamburger additionné de fromage affiné.

**Chérimole**★★★ : fruit du chérimolier. Fruit exotique.

**Cherry**★ : liqueur de cerise.
*Note : uniquement si l'alcool est utilisé dans un plat subissant une cuisson à découvert ! Ne pas boire de boisson alcoolisée !*

**Chervis**★★★ : plante potagère dont on consomme les racines cuites. Légume vert.

**Chester** : fromage affiné à pâte dure au lait de vache. Produit laitier.

**Chevaine**★★ : poisson d'eau douce à chair blanche.
*Note : ne pas consommer plus de 120g environ de viande, poisson, œufs par jour !*

**Cheval (viande de... tous morceaux confondus)**★★ : viande rouge, viande de boucherie.
*Note : ne pas consommer plus de 120g environ de viande, poisson, œufs par jour !*

**Chevreuil (viande de... tous morceaux confondus)**★★ : viande rouge et gibier.
*Note : ne pas consommer plus de 120g environ de viande, poisson, œufs par jour !*

**Chewing-gum**★★★ : pâte à mâcher.

**Chewing-gum sans sucre**★★★ : pâte à mâcher à l'édulcorant.

**Chiche-kebab**★★ : brochette d'agneau ou de mouton. Viande rouge.

*Note : ne pas consommer plus de 120g environ de viande, poisson, œufs par jour !*

**Chicorée(1)**★★★: frisé, pain de sucre, scarole... Variété de salade verte. Légume vert.

**Chicorée(2)**★★★ : voir « Café chicorée ».

**Chiffonnade**★★★ : feuilles potagères (laitue, épinards, etc.) que l'on découpe en lamelles, employées en garniture cuites ou crues.

**Chili**★★★ : voir « Piment ».

**Chili con carné**★ : plat mexicain épicé à base de haricots rouges et de viande hachée. Viande rouge.
*Note : ne pas consommer plus de 120g environ de viande, poisson, œufs par jour !*

**Chinchard**★★ : poisson gras marin.
*Note : ne pas consommer plus de 120g environ de viande, poisson, œufs par jour !*

**Chipolata**★ : fine saucisse de porc. Charcuterie.
*Note : ne pas consommer plus de 120g environ de viande, poisson, œufs par jour !*

**Chips d'algue**★ : algues cuites et compressées puis coupées très finement, frites puis salées.

**Chips de betterave** : betteraves coupées très finement, frites puis salées.

**Chips de carottes** : carottes coupées très finement, frites puis salées.

**Chips de crevette** : pétales soufflées à base de farines de tapioca et de crevette.

**Chips de panais★** : panais coupés très finement, frits puis salés.

**Chips de patates douces** : patates douces coupées très finement, frites puis salées.

**Chips de pomme de terre★** : pommes de terre coupées très finement, frites puis salées.

**Chips de topinambour★** : topinambours coupés très finement, frits puis salés.

**Chocolat au lait★** : mélange de poudre de cacao et de sucre, additionné ou non de beurre ou autres...

**Chocolat blanc★★** : confiserie à base de matières grasses, de produits laitiers et de sucre. Ne possède pas de poudre de cacao.

**Chocolat noir★** : chocolat qui contient entre 43 % et 100 % de cacao et de beurre de cacao, le reste étant constitué principalement de sucre.

**Chorizo★** : saucisson demi-sec assaisonné au piment rouge. Charcuterie.
*Note : ne pas consommer plus de 120g environ de viande, poisson, œufs par jour !*

**Chou brocoli★★★** : chou dont on consomme l'inflorescence centrale.

**Chou cabus★★** : variété de chou à pomme lisse.

**Chou chinois★★** : variété de deux choux : pet saï et pet Choi.

**Choucroute(1)★** : chou blanc fermenté.

**Choucroute(2)★** : chou blanc fermenté accompagné de charcuteries, de viande de porc et de pommes de terre.

*Note : ne pas consommer plus de 120g environ de viande, poisson, œufs par jour !*

**Chou de Bruxelles**★★ : plante potagère dont on consomme uniquement les capitules qui se forment sur sa tige principale.

**Chou-fleur**★★★ : chou dont on consomme l'inflorescence centrale.

**Chou frisé**★★ : plante potagère dont on consomme la totalité de la feuillure.

**Chou kale**★★ : voir « Chou frisé ».

**Chou-navet**★★★ : voir « Rutabaga ».

**Chou pommé (rouge, blanc, vert)**★★ : plante potagère dont on consomme la totalité de la feuillure.

**Chouquette**★★ : petit chou pâtissier recouvert de grains de sucre.

**Chou-rave**★★★ : plante potagère dont on consomme le renflement de la tige.

**Chou romanesco**★★★ : chou dont on consomme l'inflorescence centrale.

**Chutney**★★★ : condiment aigre-doux fait de légumes ou de fruits cuits avec du vinaigre, des épices et du sucre.

**Ciboule**★★★ : plante voisine de l'ail dont on consomme les feuilles ventrues.

**Ciboulette**★★★ : plante dont on consomme les feuilles creuses et cylindriques.

**Cidre**★ : boisson alcoolisée obtenue par fermentation du jus de pomme.

*Note : uniquement si l'alcool est utilisé dans un plat subissant une cuisson à découvert ! Ne pas boire de boisson alcoolisée !*

**Citron au naturel** ★ ★ ★ : voir « Citron frais ».

**Citron au sirop** ★ ★ : citron poché et conservé dans de l'eau très sucrée.

**Citron au sirop léger** ★ ★ ★ : citron poché et conservé dans de l'eau plus ou moins sucrée.

**Citron confit** ★ ★ : citron conservé par remplacement de son eau de constitution par du sucre.

**Citron frais** ★ ★ ★ : fruit du citronnier.

**Citron séché** ★ ★ : citron séché par dessiccation au soleil.

**Citronnade** ★ ★ ★ : boisson préparée avec du jus de citron et de l'eau sucrée.

**Citronnelle** ★ ★ ★ : graminée utilisée comme plante aromatique.

**Citrouille** ★ ★ ★ : variété de courge, très gros fruit d'automne. Légume vert.

**Cive** ★ ★ ★ : voir « Ciboule ».

**Civet** ★ ★ : ragoût de lièvre ou autre gibier mariné au vin rouge et cuit dans une sauce liée au sang. Gibier.
*Note : ne pas consommer plus de 120g environ de viande, poisson, œufs par jour !*

**Civette** ★ ★ ★ : voir « Ciboulette ».

**Clafoutis** ★ ★ : gâteau cuit au four, constitué par un mélange de pâte et de fruits.

**Clam** ★ ★ : mollusque marin voisin de la praire.

*Note : ne pas consommer plus de 120g environ de viande, poisson, œufs par jour !*

**Clavaire doré** ★ ★ ★ : champignon des bois. Légume vert.

**Claytone de Cuba** ★ ★ ★ : plante potagère consommée entière.

**Clémentine au naturel** ★ ★ ★ : voir « Clémentine fraîche ».

**Clémentine au sirop** ★ ★ : clémentine pochée et conservée dans de l'eau très sucrée.

**Clémentine au sirop léger** ★ ★ ★ : clémentine pochée et conservée dans de l'eau plus ou moins sucrée.

**Clémentine confite** ★ ★ : clémentine conservée par remplacement de son eau de constitution par du sucre.

**Clémentine fraîche** ★ ★ ★ : fruit issu du clémentinier.

**Clémentine séchée** ★ ★ : clémentine séchée par dessiccation au soleil.

**Clou de girofle** ★ ★ ★ ★ : fruit du giroflier utilisé comme épice.

**Clovisse** ★ ★ : voir « Palourde ».

**Cochléaire** ★ ★ ★ : plante comestible des lieux humides. Légume vert.

**Cochon** ★ ★ : voir « Porc (viande de) ».

**Cocktail** ★ : boisson alcoolisée additionnée de fruits, de jus de fruits, de sirop, etc.

**Cocktail de fruit au naturel** ★ ★ ★ : mélange de divers fruits coupés en dés et conservés dans leur jus de constitution sans aucun ajout autre.

**Cocktail de fruit au sirop★★** : mélange de divers fruits coupés en dés et pochés puis conservés dans de l'eau très sucrée.

**Cocktail de fruit au sirop léger★★★** : mélange de divers fruits coupés en dés et pochés puis conservés dans de l'eau à teneur modérée en sucre.

**Coco★** : petit haricot blanc sec. Féculent.

**Cocotte★★★** : marmite en fonte.

**Cocotte-minute★★★** : voir « Autocuiseur ».

**Cœur★★** : viande de boucherie. Abat.
*Note : ne pas consommer plus de 120g environ de viande, poisson, œufs par jour !*

**Cœur de palmier★★★** : cœur de palmier comestible présenté en saumure légère.

**Cognac★** : eau-de-vie produite à partir de vin de la région de Cognac.
*Note : uniquement si l'alcool est utilisé dans un plat subissant une cuisson à découvert ! Ne pas boire de boisson alcoolisée !*

**Coing au naturel★★★** : voir « Coing frais ».

**Coing au sirop★★** : coing poché et conservé dans de l'eau très sucrée.

**Coing au sirop léger★★★** : coing poché et conservé dans de l'eau plus ou moins sucrée.

**Coing confit★★** : coing conservé par remplacement de son eau de constitution par du sucre.

**Coing frais★★★** : fruit jaune du cognassier.

**Coing séché★★** : coing frais ayant subi une action de dessiccation.

**Colin★★** : poisson marin à chair blanche.
*Note : ne pas consommer plus de 120g environ de viande, poisson, œufs par jour !*

**Collet d'agneau★★** : pièce de viande d'agneau à bouillir ou à mijoter. Viande rouge.
*Note : ne pas consommer plus de 120g environ de viande, poisson, œufs par jour !*

**Collet de veau★★** : pièce de viande de veau à bouillir.
*Note : ne pas consommer plus de 120g environ de viande, poisson, œufs par jour !*

**Colocase★★★** : plante tropicale dont le rhizome, comestible, riche en amidon, est assimilé à un féculent.

**Colombo(1)★★★** : mélange d'épices composé d'ail, coriandre, piment, cannelle, curcuma, etc.

**Colombo(2)★★** : ragoût antillais à base de viande ou de poisson, épicé au colombo.
*Note : ne pas consommer plus de 120g environ de viande, poisson, œufs par jour !*

**Colvert★★** : canard sauvage. Gibier.
*Note : ne pas consommer plus de 120g environ de viande, poisson, œufs par jour !*

**Combava** : voir « Citron ».

**Compote de fruit★★★** : préparation de fruits frais ou secs cuits avec un peu d'eau, avec sucre ajouté.

**Compote de fruit allégée★★★** : préparation de fruits frais ou secs cuits avec un peu d'eau, avec sucre ajouté.

**Compote de fruit sans sucre ajouté★★★** : préparation de fruits frais ou secs cuits sans sucre ajouté.

**Compotée★★** : préparation de produits cuits très lentement.

*Note : tout dépend de la garniture de la compotée !*

**Comté** : fromage au lait de vache à pâte dure. Produit laitier.

**Concentré de tomate★★★** : tomates écrasées en purée et vendues sous forme de conserve ou en brique.

**Concombre★★★** : plante potagère cultivée pour son fruit allongé.

**Confiserie★★** : ensemble de sucreries diverses et variées.

**Confit de canard★★** : canard cuisiné et conservé dans sa graisse.
*Note : ne pas consommer plus de 120g environ de viande, poisson, œufs par jour !*

**Confit de foie de volaille★★** : foies de volailles cuisinés et conservés dans la graisse de cuisson.
*Note : ne pas consommer plus de 120g environ de viande, poisson, œufs par jour !*

**Confit de porc★★** : porc cuisiné et conservé dans la graisse de cuisson.
*Note : ne pas consommer plus de 120g environ de viande, poisson, œufs par jour !*

**Confiture★★** : préparation de fruits frais et de sucre cuits ensemble.

**Confiture allégée en sucre★★** : confiture dont la teneur en sucre est réduite par rapport à la confiture d'origine.

**Confiture sans sucre★★★** : préparation à base de fruit et d'édulcorant(s) et/ou de sucre de fruit.

**Congélation★★★** : aliment conservé à une température comprise de -12°C à -18°C.

**Congolais★★** : petit gâteau à la noix de coco.

**Congre★★** : poisson gras marin.
*Note : ne pas consommer plus de 120g environ de viande, poisson, œufs par jour !*

**Conserve★★★** : aliment stérilisé et conservé dans une boîte hermétique à l'air.

**Consommé★★★** : bouillon de viande.

**Contre-filet★★** : voir « Faux-filet ». Viande rouge.

**Cookie★** : petit gâteau sec aux éclats de chocolat, de fruits secs, etc.

**Coppa★** : charcuterie constituée d'échine de porc désossée, salée et fumée.
*Note : ne pas consommer plus de 120g environ de viande, poisson, œufs par jour !*

**Coprin chevelu★★★** : champignon blanc sauvage. Légume vert.

**Coq★★** : voir « Poule ». Volaille.

**Coque★★** : mollusque marin comestible.
*Note : ne pas consommer plus de 120g environ de viande, poisson, œufs par jour !*

**Coquelet★★** : jeune poule ou jeune coq. Volaille.
*Note : ne pas consommer plus de 120g environ de viande, poisson, œufs par jour !*

**Coqueret du Pérou★★★★** : plante potagère dont on consomme les baies.

**Coquille saint Jacques** : mollusque marin comestible.

**Corail** : voir « Coquille saint Jacques ».

*51*

**Cordon bleu de dinde** : escalope de dinde enroulée autour de jambon blanc et de fromage.

**Cordon bleu de jambon** : escalope de porc enroulée autour de jambon blanc et de fromage.

**Cordon bleu de veau** : escalope de veau enroulée autour de jambon blanc et de fromage.

**Corégone**★★ : poisson d'eau douce à chair blanche.
*Note : ne pas consommer plus de 120g environ de viande, poisson, œufs par jour !*

**Coriandre**★★★ : plante aromatique utilisée comme condiment. Légume vert.

**Corned-beef**★★ : conserve de viande de bœuf salée. Viande rouge.
*Note : ne pas consommer plus de 120g environ de viande, poisson, œufs par jour !*

**Corn flakes de maïs**★★ : flocons grillés préparés à base de flocons de maïs bluté. Féculent. Sans gluten.

**Corn flakes de maïs complet**★★★ : flocons grillés préparés à base de flocons de maïs complet. Féculent. Sans gluten.

**Corn flakes de châtaigne**★ : flocons grillés préparés à base de farine de châtaigne. Féculent. Sans gluten.

**Corn flakes d'épeautre**★★ : flocons grillés préparés à base de flocons d'épeautre bluté. Féculent.

**Corn flakes d'épeautre complet**★★★ : flocons grillés préparés à base de flocons d'épeautre complet. Féculent.

**Corn flakes de quinoa**★ : flocons grillés préparés à base de farine de quinoa. Féculent. Sans gluten.

**Corn flakes de riz**★★ : flocons grillés préparés à base de flocons de riz blanc. Féculent. Sans gluten.

**Corn flakes de riz complet**★★★ : flocons grillés préparés à base de flocons de riz complet. Féculent. Sans gluten.

**Corn flakes de sarrasin**★★ : flocons grillés préparés à base de flocons de sarrasin bluté. Féculent. Sans gluten.

**Corn flakes de sarrasin complet**★★★ : flocons grillés préparés à base de flocons de sarrasin complet. Féculent. Sans gluten.

**Cornichon**★★★ : type de concombre récolté jeune ou très jeune et conservé dans le vinaigre ou la saumure. Légume vert.

**Corossol**★★ : fruit du corossolier. Fruit exotique.

**Cortinaire comestible**★★★ : champignon sauvage. Légume vert.

**Côte d'agneau**★★ : voir « Agneau (viande d') ». Viande rouge.

**Côte de bœuf**★★ : voir « Bœuf (viande de) ». Viande rouge.

**Côte de porc**★★ : voir « Porc (viande de) ».

**Côte de veau**★★ : voir « Veau (viande de) ».

**Côtelette**★★ : voir « Côte de...»

**Cotignac**★★ : pâte de coings très sucrée.

**Cotriade**★★ : soupe à base de poissons, de pommes de terre et d'oignons.
*Note : ne pas consommer plus de 120g environ de viande, poisson, œufs par jour !*

**Cotte**★★ : voir « Chabot ».

**Couenne★** : peau de porc.

**Coulemelle★★★** : champignon comestible. Légume vert.

**Coulis★★★** : sauce réalisée à partir de substances alimentaires diverses réduites en purée.

**Coulommiers★★** : fromage au lait de vache à croûte fleurie et à pâte molle. Produit laitier.
*Note : pas plus de 30g de fromage par jour !*

**Couque★★** : voir « Pain d'épices ». Féculent.

**Courge★★★** : voir « Courgette ». Légume vert.

**Courgette★★★** : variété de courge à fruit allongé ou rond. Légume vert.

**Court bouillon★★★** : liquide aromatisé dans lequel on fait cuire du poisson ou de la viande.

**Couscous(1)★★** : plat d'Afrique du nord préparé à base de semoule de blé dur, de viande, de poisson et de légumes divers et variés.
*Note : ne pas consommer plus de 120g environ de viande, poisson, œufs par jour !*

**Couscous(2)** : voir « Semoule de... »

**Couteau★★** : mollusque marin à coquille allongée.
*Note : ne pas consommer plus de 120g environ de viande, poisson, œufs par jour !*

**Crabe★★** : crustacé marin, de littoral ou d'eau douce.
*Note : ne pas consommer plus de 120g environ de viande, poisson, œufs par jour !*

**Cracker★** : petit biscuit salé pour l'apéritif. Féculent.

**Crambe★★★** : plante appelée aussi chou marin. Légume vert.

**Cranberry (baie de)** : voir « Canneberge ».

**Cranson**★★★ : voir « Cochléaire ».

**Craquelin**★★ : petit gâteau sec et croquant en pâte non levée.

**Craquelin complet**★★★ : petit gâteau sec complet et croquant en pâte non levée.

**Craquelin complet sans gluten**★★★ : petit gâteau sec complet et croquant en pâte sans gluten non levée.

**Craquelin sans gluten**★★ : petit gâteau sec et croquant en pâte sans gluten non levée.

**Craquotte**★★ : voir « Tartine craquante de froment ». Féculent.

**Craquotte sans gluten**★★ : voir « Tartine craquante » (mentionnée sans gluten). Féculent.

**Craterelle**★★★ : champignon sauvage comestible. Légume vert.

**Crémant**★ : vin élaboré selon la méthode champenoise.

**Crème anglaise**★★ : crème de base épaissie sur le feu et parfumée de vanille. Produit laitier.
*Note : à consommer avec modération !*

**Crème aux œufs**★★ : voir « Crème dessert ».
*Note : à consommer avec modération !*

**Crème bachique**★★ : entremets composé d'œufs, de sucre et de rhum.
*Note : à consommer avec modération !*

**Crème brûlée**★★ : voir « Crème dessert au lait de vache ».
*Note : à consommer avec modération !*

**Crème Chantilly★★** : crème fraîche fouettée additionnée de sucre.
*Note : à consommer avec modération !*

**Crème d'amande** : crème plus ou moins fluide à base de lait d'amande alternative à la crème fraîche.

**Crème d'anchois** : anchois broyées liées à de l'huile d'olive.

**Crème d'avoine★★★** : crème plus ou moins fluide à base de lait d'avoine alternative à la crème fraîche.

**Crème de chanvre★★★** : crème plus ou moins fluide à base de lait de chanvre alternative à la crème fraîche.

**Crème de châtaigne★** : pâte à tartiner de châtaigne.

**Crème de citron★★** : pâte à tartiner à base de beurre, de sucre et de citron.

**Crème de coco★★★** : crème plus ou moins fluide à base de lait de coco alternative à la crème fraîche.

**Crème de marron★★** : pâte à tartiner de marron.

**Crème de noisette★★** : crème plus ou moins fluide à base de lait de noisette alternative à la crème fraîche.

**Crème de noix de cajou★★** : crème plus ou moins fluide à base de lait de noix de cajou alternative à la crème fraîche.

**Crème de pistache★★** : pâte à tartiner de pistache.

**Crème de quinoa★** : crème plus ou moins fluide à base de lait de quinoa alternative à la crème fraîche.

**Crème de riz★★★** : crème plus ou moins fluide à base de lait de riz alternative à la crème fraîche.

**Crème de riz complet**★★★ : crème plus ou moins fluide à base de lait de riz complet alternative à la crème fraîche.

**Crème de sarrasin**★★★ : crème plus ou moins fluide à base de lait de sarrasin alternative à la crème fraîche.

**Crème de sésame** : condiment à base de graines de sésame broyées.

**Crème de soja**★★★ : crème plus ou moins fluide à base de lait de soja alternative à la crème fraîche.

**Crème de soya**★★★ : voir « Crème de soja ».

**Crème dessert au lait d'amande** : entremets végétal à base de lait d'amande, de sucre et d'œufs. Produit laitier.

**Crème dessert au lait d'avoine**★★★ : entremets végétal à base de lait d'avoine, de sucre et d'œufs. Produit laitier.

**Crème dessert au lait de brebis**★★ : spécialité laitière ou entremets à base de lait de brebis, de sucre et d'œufs. Produit laitier.
*Note : à consommer avec modération !*

**Crème dessert au lait de chanvre**★★★ : entremets végétal à base de lait de chanvre, de sucre et d'œufs. Produit laitier.

**Crème dessert au lait de châtaigne**★ : entremets végétal à base de lait de châtaigne, de sucre et d'œufs. Produit laitier.

**Crème dessert au lait de chèvre**★★ : spécialité laitière ou entremets à base de lait de chèvre, de sucre et d'œufs. Produit laitier.
*Note : à consommer avec modération !*

**Crème dessert au lait de coco**★★★ : entremets végétal à base de lait de coco, de sucre et d'œufs. Produit laitier.

Crème dessert au lait de graines de sésame
- Crème dessert au lait de soja

**Crème dessert au lait de graines de sésame** : entremets végétal à base de lait de graines de sésame, de sucre et d'œufs. Produit laitier.

**Crème dessert au lait de lupin** ★ ★ ★ : entremets végétal à base de lait de lupin, de sucre et d'œufs. Produit laitier.

**Crème dessert au lait de millet** ★ ★ ★ : entremets végétal à base de lait de millet, de sucre et d'œufs. Produit laitier.

**Crème dessert au lait de noisette** ★ ★ : entremets végétal à base de lait de noisette, de sucre et d'œufs. Produit laitier.

**Crème dessert au lait de noix de cajou** ★ ★: entremets végétal à base de lait de noix de cajou, de sucre et d'œufs. Produit laitier.

**Crème dessert au lait d'épeautre** ★ ★ ★ : entremets végétal à base de lait d'épeautre, de sucre et d'œufs. Produit laitier.

**Crème dessert au lait de pistache** ★ ★ : entremets végétal à base de lait de pistache, de sucre et d'œufs. Produit laitier.

**Crème dessert au lait de pois** ★ ★ ★ : entremets végétal à base de lait de pois, de sucre et d'œufs. Produit laitier.

**Crème dessert au lait de quinoa** ★ : entremets végétal à base de lait de quinoa, de sucre et d'œufs. Produit laitier.

**Crème dessert au lait de riz** ★ ★ ★ : entremets végétal base de lait de riz, de sucre et d'œufs. Produit laitier.

**Crème dessert au lait de sarrasin** ★ ★ ★ : entremets végétal à base de lait de sarrasin, de sucre et d'œufs.

**Crème dessert au lait de seigle** ★ ★ ★ : entremets végétal à base de lait de seigle, de sucre et d'œufs. Produit laitier.

**Crème dessert au lait de soja** ★ ★ ★ : entremets végétal à base de lait de soja, de sucre et d'œufs. Produit laitier.

**Crème dessert au lait de soya**★★★ : voir « Crème dessert au lait de soja ». Produit laitier.

**Crème dessert au lait de vache**★★ : spécialité laitière ou entremets à base de lait de vache, de sucre et d'œufs. Produit laitier.
*Note : à consommer avec modération !*

**Crème dessert au lait d'orge**★★★ : entremets végétal à base de lait d'orge, de sucre et d'œufs. Produit laitier.

**Crème entière stérilisée UHT**★★ : matières grasses du lait (30%) stérilisé dont on fait le beurre. Fabriquée à partir de lait stérilisé UHT. Produit laitier.
*Note : à consommer avec modération !*

**Crème fleurette**★★ : crème à 10 où 12% de matières grasses. Fabriquée à partir de lait stérilisé UHT. Produit laitier.
*Note : à consommer avec modération !*

**Crème fraîche entière**★★ : matières grasses du lait (30%) non stérilisé dont on fait le beurre. Fabriquée à partir de lait cru. Produit laitier.
*Note : à consommer avec modération !*

**Crème frangipane** : crème pâtissière additionnée de poudre d'amande. Produit laitier.

**Crème ganache**★ : crème de pâtisserie à base de chocolat, de beurre et de crème fraîche.

**Crème glacée**★ : entremets élaboré à partir de crème, de lait, de sucre et d'aromes, avec parfois des jaunes d'œufs.

**Crème pâtissière**★★ : crème composée de farine, d'œuf, de lait et de sucre. Produit laitier.
*Note : à consommer avec modération !*

**Crème renversée★★** : dessert à base de lait, de sucre et d'œufs battus, cuit au bain-marie et démoulé renversé. Produit laitier.
*Note : à consommer avec modération !*

**Crème saint honoré★★** : voir « Crème pâtissière ». Produit laitier.

**Crème stérilisée liquide UHT (de 12% à 15% de matières grasses)★★** : matières grasses du lait (12% à 15%) stérilisé dont on fait le beurre. Fabriquée à partir de lait stérilisé UHT. Produit laitier.
*Note : à consommer avec modération !*

**Crème stérilisée liquide UHT (de 3,2% à 5% de matières grasses)★★** : matières grasses du lait (3,2% à 5%) stérilisé dont on fait le beurre. Fabriquée à partir de lait stérilisé UHT. Produit laitier.
*Note : à consommer avec modération !*

**Crêpe★★**: fine couche de pâte cuite à base d'œufs, de lait et de farine. Féculent.

**Crêpe complète★★★** : fine couche de pâte cuite à base d'œufs, de lait et de farine complète. Féculent.

**Crêpe complète sans gluten★★★** : fine couche de pâte cuite à base d'œufs, de lait et de farine complète sans gluten. Féculent.

**Crêpe sans gluten★★** : crêpe élaborée avec une farine sans gluten.

**Crépinette★** : saucisse plate. Charcuterie.
*Note : ne pas consommer plus de 120g environ de viande, poisson, œufs par jour !*

**Cresson★★** : plante cultivée pour ses feuilles comestibles. Légume vert. Légume vert.

**Crétois (régime)**★★★ : régime alimentaire méditerranéen riche en légumes verts, en fruits, pauvre en acides gras saturés et à base d'huile d'olive.

**Crevette** : petit crustacé marin.

**Croissant**★★ : viennoiserie à base de farine, de beurre et de sucre.

**Croque-madame**★★ : croque-monsieur surmonté d'un œuf.
*Note : ne pas consommer plus de 120g environ de viande, poisson, œufs par jour !*

**Croquembouche**★★ : pièce montée composée de petits choux à la crème caramélisée.

**Croque-monsieur**★★ : préparation chaude, faite de deux tranches de pain de mie garnies de jambon et de fromage.
*Note : ne pas consommer plus de 120g environ de viande, poisson, œufs par jour !*

**Crosne du Japon**★★★ : plante potagère dont on consomme les rhizomes. Légume vert.

**Crotte de chocolat**★ : bonbon au chocolat, confiserie.

**Crottin de Chavignol**★★ : petit fromage au lait cru de chèvre. Produit laitier.
*Note : pas plus de 30g de fromage par jour !*

**Croustade**★★ : apprêt en pâte brisée ou feuilletée rempli de garniture diverse.
*Note : tout dépend de la garniture de la croustade !*

**Croustille** : voir « Chips ».

**Croustillon**★★ : voir « Beignet ».

**Croûte (du fromage)**★★ : partie externe du fromage.

**Croûton★★** : petit morceau de pain blanc frit. Féculent.

**Croûton complet★★★** : petit morceau de pain complet frit. Féculent.

**Croûton complet sans gluten★★★** : petit morceau de pain complet sans gluten frit. Féculent.

**Croûton sans gluten★★** : petit morceau de pain blanc sans gluten frit. Féculent.

**Cru (lait cru, viande crue, poisson cru...)★★★** : aliment consommé sans aucune cuisson préalable.
*Note : tout dépend de l'aliment en question !*

**Crudité★★★** : légume vert ou fruit consommé cru.
*Note : attention aux légumes verts déconseillés !*

**Crumble★★** : dessert fait de fruits recouvert de pâte sablée et cuite au four.

**Crustacé** : crabe, homard, crevette, etc. (Voir chaque crustacé séparément).
*Note : certains crustacés sont totalement déconseillés, d'autres non ! Voir chaque crustacé séparément !*

**Cuchaule★★** : gâteau au lait légèrement sucré.

**Cuidité★★★** : légume vert ou fruit consommé cuit.
*Note : attention aux légumes verts déconseillés !*

**Cuisse de grenouille★★** : cuisse de grenouille comestible.
*Note : ne pas consommer plus de 120g environ de viande, poisson, œufs par jour !*

**Cuissot★★** : cuisse de sanglier, de chevreuil ou de cerf. Viande rouge. Gibier.
*Note : ne pas consommer plus de 120g environ de viande, poisson, œufs par jour !*

**Culotte de bœuf★★** : pièce de bœuf à mijoter. Viande rouge.
*Note : ne pas consommer plus de 120g environ de viande, poisson, œufs par jour !*

**Culotte de veau★★** : pièce de veau à rôtir.
*Note : ne pas consommer plus de 120g environ de viande, poisson, œufs par jour !*

**Cumin★★★** : épice.

**Curaçao★** : liqueur à base d'écorce d'orange, de sucre et d'eau-de-vie.

**Curcuma★★★** : épice.

**Curry★★★** : mélange d'épices indiennes.

**Curuba★★★** : fruit exotique provenant d'Asie.

**Cyclanthère★★★** : jeune fruit confit dans le vinaigre.

**Cynorhodon★★★** : baie de l'églantier consommée en confiture.

**Cyprin★★** : poisson d'eau douce à chair blanche.
*Note : ne pas consommer plus de 120g environ de viande, poisson, œufs par jour !*

**Daim (tous morceaux confondus)★★** : gibier dont on consomme la viande. Viande rouge.

*Note : ne pas consommer plus de 120g environ de viande, poisson, œufs par jour !*

**Dartois**★★ : feuilleté renfermant une garniture sucrée ou salée.
*Note : tout dépend de la garniture du dartois !*

**Datte confite**★★ : datte conservée par remplacement de son eau de constitution par du sucre. Fruit exotique.

**Datte fraîche**★★★ : fruit du dattier. Fruit exotique.

**Datte séchée**★★ : fruit du dattier qui a séché au soleil. Fruit exotique.

**Daube**★★ : technique culinaire visant à cuire à l'étouffé du bœuf avec un fond de vin rouge. Viande rouge.
*Note : ne pas consommer plus de 120g environ de viande, poisson, œufs par jour !*

**Dauphinois (gratin)**★★ : préparation de pommes de terre émincées, gratinées, avec du lait, du beurre et du fromage.

**Daurade**★★ : poisson marin à chair blanche.
*Note : ne pas consommer plus de 120g environ de viande, poisson, œufs par jour !*

**Décaféiné**★★ : café dont on a extrait la caféine.

**Déguisé**★ : petit fruit enrobé de sucre ou de pâte d'amande. Confiserie.

**Dessert lacté**★ : voir « Crème dessert ».

**Déthéiné (thé)**★★ : thé dont on a éliminé la théine.

**Diable**★★★ : double casserole en terre servant à la cuisson d'aliments à sec.

**Diabolo**★★ : limonade enrichie de sirop.

**Dinde★★** : volaille à chair blanche.
*Note : ne pas consommer plus de 120g environ de viande,
poisson, œufs par jour !*

**Dindon★★** : voir « Dinde ».

**Dindonneau (rôti de)★★** : rôti confectionné à base de
tranches de dinde maigre. Volaille.
*Note : ne pas consommer plus de 120g environ de viande,
poisson, œufs par jour !*

**Diplomate★** : pudding à base de biscuits, de crème anglaise et
de fruits confits.

**Dodine★★** : plat composé de filet de canard rôti, servi avec de
la sauce au vin, des champignons et lié à de la glace de viande.
*Note : ne pas consommer plus de 120g environ de viande,
poisson, œufs par jour !*

**Dolique★★★** : plante ressemblant au haricot qui pousse dans
les régions tropicales. Légume vert.

**Donax★★** : petit mollusque comestible marin.
*Note : ne pas consommer plus de 120g environ de viande,
poisson, œufs par jour !*

**Doré★★** : poisson d'eau douce très semblable au sandre.
*Note : ne pas consommer plus de 120g environ de viande,
poisson, œufs par jour !*

**Dorée★★** : voir « Saint-pierre ».

**Dormeur★★** : voir « Tourteau ».

**Dragée** : amande, chocolat ou noisette enrobé de sucre.

**Dulce★★★** : algue rouge comestible.

**Durian★★★** : fruit exotique provenant d'Asie.

**Duxelles★★★** : hachis de champignons, d'oignons et d'échalotes.

# $\mathcal{E}$

**Eau de coco★★★** : eau issue de la noix de coco.

**Eau de seltz** : eau naturellement gazeuse ou artificiellement gazéifiée.

**Eau-de-vie★** : boisson alcoolisée obtenue par distillation.

**Eau du robinet★★** : eau de consommation courante issue du robinet.
*Note : tout dépend de la dureté de l'eau, plus elle est calcaire et plus elle sera exclue de votre alimentation !*

**Eau gazeuse★★** : eau de boisson nature enrichie ou naturellement riche en gaz carbonique.
*Note : certaines eaux gazeuses trop salées ne seront pas consommées !*

**Eau gazeuse « Aizac »★★** : eau de boisson naturelle riche en gaz carbonique.

**Eau gazeuse « Arcens »★★★** : eau de boisson naturelle riche en gaz carbonique.

**Eau gazeuse « Ardesy »★★** : eau de boisson naturelle riche en gaz carbonique.

**Eau gazeuse « Auvergne »★★** : eau de boisson naturelle riche en gaz carbonique.

**Eau gazeuse « Badoit»** : eau de boisson naturelle riche en gaz carbonique.

**Eau gazeuse « Carola»**★★★ : eau de boisson naturelle riche en gaz carbonique.

**Eau gazeuse « Celtic »**★★★ : eau de boisson naturelle riche en gaz carbonique.

**Eau gazeuse « Chateauneuf »** : eau de boisson naturelle riche en gaz carbonique.

**Eau gazeuse « Chateldon »**★★ : eau de boisson naturelle riche en gaz carbonique.

**Eau gazeuse « Cilaos »**★★★ : eau de boisson naturelle riche en gaz carbonique.

**Eau gazeuse « Didier »** : eau de boisson naturelle riche en gaz carbonique.

**Eau gazeuse « Hydroxydase »** : eau de boisson naturelle riche en gaz carbonique.

**Eau gazeuse « La salveta »**★★ : eau de boisson naturelle riche en gaz carbonique.

**Eau gazeuse « Mont-roucous »**★★★ : eau de boisson naturelle riche en gaz carbonique.

**Eau gazeuse « Nessel »**★★★ : eau de boisson naturelle riche en gaz carbonique.

**Eau gazeuse « Ozeu »**★★ : eau de boisson naturelle riche en gaz carbonique.

**Eau gazeuse « Orezza »**★★ : eau de boisson naturelle riche en gaz carbonique.

**Eau gazeuse « Parot »**★★★ : eau de boisson naturelle riche en gaz carbonique.

**Eau gazeuse « Perrier»**★★★ : eau de boisson naturelle riche en gaz carbonique.

**Eau gazeuse « Plancouet »**★★★ : eau de boisson naturelle riche en gaz carbonique.

**Eau gazeuse « Puits saint Georges »**★★★ : eau de boisson naturelle riche en gaz carbonique.

**Eau gazeuse « Quezac »**★★★ : eau de boisson naturelle riche en gaz carbonique.

**Eau gazeuse « Reine des Basaltes »**★★★ : eau de boisson naturelle riche en gaz carbonique.

**Eau gazeuse « Rozana »** : eau de boisson naturelle riche en gaz carbonique.

**Eau gazeuse « Saint Alban»**★★ : eau de boisson naturelle riche en gaz carbonique.

**Eau gazeuse « Saint Amand»**★★ : eau de boisson naturelle riche en gaz carbonique.

**Eau gazeuse « Saint Antonin»**★★ : eau de boisson naturelle riche en gaz carbonique.

**Eau gazeuse « Saint Diéry»**★★★ : eau de boisson naturelle riche en gaz carbonique.

**Eau gazeuse « Saint-pellegrino »** : eau de boisson naturelle riche en gaz carbonique.

**Eau gazeuse « Saint Yorre »** : eau de boisson naturelle riche en gaz carbonique.

**Eau gazeuse « Sainte Marguerite »** : eau de boisson naturelle riche en gaz carbonique.

**Eau gazeuse « Spa-reine »**★★★ : eau de boisson naturelle riche en gaz carbonique.

**Eau gazeuse « Soultzmatt »**★★★ : eau de boisson naturelle riche en gaz carbonique.

**Eau gazeuse « Vals»**★★★ : eau de boisson naturelle riche en gaz carbonique.

**Eau gazeuse « Vernet »**★★★ : eau de boisson naturelle riche en gaz carbonique.

**Eau gazeuse « Ventadour »**★★★ : eau de boisson naturelle riche en gaz carbonique.

**Eau gazeuse « Verinière »**★★ : eau de boisson naturelle riche en gaz carbonique.

**Eau gazeuse « Vichy »** : eau de boisson naturelle riche en gaz carbonique.

**Eau gazeuse « Wattwiller »**★★★ : eau de boisson naturelle non gazeuse.

**Eau plate**★★ : eau de boisson nature, du robinet ou embouteillée.
*Note : tout dépend de la dureté de l'eau, plus elle est calcaire et plus elle sera exclue de votre alimentation !*

**Eau plate « Abatilles »** : eau de boisson naturelle non gazeuse.

**Eau plate «Aix les bains »**★★★ : eau de boisson naturelle non gazeuse.

**Eau plate « Amanda »**★★ : eau de boisson naturelle non gazeuse.

**Eau plate « Appolinaris »**★★★ : eau de boisson naturelle non gazeuse.

**Eau plate aromatisée**★★ : eau plate aromatisée en bouteille sans sucre.
*Note : tout dépend de la dureté de l'eau, plus elle est calcaire et plus elle sera exclue de votre alimentation !*

**Eau plate « Avra »**★★★ : eau de boisson naturelle non gazeuse.

**Eau plate « Beckerich »**★★★ : eau de boisson naturelle non gazeuse.

**Eau plate « Biovive »**★★★ : eau de boisson naturelle non gazeuse.

**Eau plate « Caramulo »**★★★ : eau de boisson naturelle non gazeuse.

**Eau plate « Carola »**★★★ : eau de boisson naturelle non gazeuse.

**Eau plate « Celtic »**★★★ : eau de boisson naturelle non gazeuse.

**Eau plate « Chambon »**★★★ : eau de boisson naturelle non gazeuse.

**Eau plate « Chantemerle »**★★★ : eau de boisson naturelle non gazeuse.

**Eau plate « Chaudfontaine »**★★★ : eau de boisson naturelle non gazeuse.

**Eau plate « Christmen Brunnen »** : eau de boisson naturelle non gazeuse.

**Eau plate « Clos de l'abbaye »**★★ : eau de boisson naturelle non gazeuse.

**Eau plate « Contrex »★** : eau de boisson naturelle non gazeuse.

**Eau plate « Courmayeur »** : eau de boisson naturelle non gazeuse.

**Eau plate « Cristaline »★★★** : eau de boisson naturelle non gazeuse.

**Eau plate « Dax »** : eau de boisson naturelle non gazeuse.

**Eau plate « Didier »★★** : eau de boisson naturelle non gazeuse.

**Eau plate « Eden »★★★** : eau de boisson naturelle non gazeuse.

**Eau plate « Evian »** ★★★ : eau minérale non gazeuse source de calcium et de magnésium.

**Eau plate « Hépar »** : eau minérale non gazeuse source de calcium et riche en magnésium.

**Eau plate « Hightland spring »★★★** : eau de boisson naturelle non gazeuse.

**Eau plate « La cairolle»★★** : eau de boisson naturelle non gazeuse.

**Eau plate « La française »** : eau de boisson naturelle non gazeuse.

**Eau plate « La talians»** : eau de boisson naturelle non gazeuse.

**Eau plate « Levissima »★★★** : eau de boisson naturelle non gazeuse.

**Eau plate « Luchon»★★★** : eau de boisson naturelle non gazeuse.

**Eau plate « Luso »**★★★ : eau de boisson naturelle non gazeuse.

**Eau plate « Mont blanc »**★★★ : eau de boisson naturelle non gazeuse.

**Eau plate « Montcalm »**★★★ : eau de boisson naturelle non gazeuse.

**Eau plate «Monclar»**★★★ : eau de boisson naturelle non gazeuse.

**Eau plate « Néro»**★★★ : eau de boisson naturelle non gazeuse.

**Eau plate « Ogeu »**★★★ : eau de boisson naturelle non gazeuse.

**Eau plate « Orée du bois »**★★ : eau de boisson naturelle non gazeuse.

**Eau plate « Penacova »**★★★ : eau de boisson naturelle non gazeuse.

**Eau plate « Plancouet »**★★★ : eau de boisson naturelle non gazeuse.

**Eau plate « Prince noir »** : eau de boisson naturelle non gazeuse.

**Eau plate « Propiac »** : eau de boisson naturelle non gazeuse.

**Eau plate « Saint Amand »**★★: eau de boisson naturelle non gazeuse.

**Eau plate « Saint Antonin »** : eau de boisson naturelle non gazeuse.

**Eau plate « Spa-reine »**★★★ : eau de boisson naturelle non gazeuse.

**Eau plate « Thonon»**★★★★ : eau de boisson naturelle non gazeuse.

**Eau plate « Treignac »**★★★ : eau de boisson naturelle non gazeuse.

**Eau plate « Valvert »**★★★ : eau de boisson naturelle non gazeuse.

**Eau plate « Vauban »**★★ : eau de boisson naturelle non gazeuse.

**Eau plate « Vittel »**★ : eau de boisson naturelle non gazeuse.

**Eau plate « Volvic »**★★★ : eau de boisson naturelle non gazeuse.

**Eau plate « Wattwiller »**★★★ : eau de boisson naturelle non gazeuse.

**Echalote**★★★ : plante potagère voisine de l'oignon cultivée pour son bulbe. Légume vert.

**Echine de bœuf**★★ : partie du bœuf comprenant les côtes et l'aloyau. Viande rouge.
*Note : ne pas consommer plus de 120g environ de viande, poisson, œufs par jour !*

**Echine de porc**★★ : partie antérieure de la longe du porc.
*Note : ne pas consommer plus de 120g environ de viande, poisson, œufs par jour !*

**Eclair**★★ : petit gâteau allongé à base de pâte à choux, fourré de crème pâtissière et glacé sur le dessus.

**Ecrevisse**★★ : crustacé d'eau douce apprécié pour sa chair.
*Note : ne pas consommer plus de 120g environ de viande, poisson, œufs par jour !*

**Edam**★★ : fromage à pâte pressée non cuite au lait de vache. Produit laitier.
*Note : pas plus de 30g de fromage par jour !*

**Edulcorant**★★★ : substance qui suggère le goût du sucre sans en apporter. Acalorique.

**Eglefin**★★ : poisson marin à chair blanche.
*Note : ne pas consommer plus de 120g environ de viande, poisson, œufs par jour !*

**Emissole**★★ : petit requin comestible, à chair blanche.
*Note : ne pas consommer plus de 120g environ de viande, poisson, œufs par jour !*

**Emmental** : fromage à pâte dure à base de lait de vache. Produit laitier.

**Empereur**★★ : poisson marin à chair blanche.
*Note : ne pas consommer plus de 120g environ de viande, poisson, œufs par jour !*

**Encornet**★★ : voir « Calamar ».

**Endive**★★★ : bourgeon hypertrophié que l'on consomme en salade ou en légume. Légume vert.

**Ente**★★ : voir « Pruneau ».

**Entrecôte**★★ : tranche de bœuf coupée entre les côtes. Viande rouge.
*Note : ne pas consommer plus de 120g environ de viande, poisson, œufs par jour !*

**Entrelardée (viande)**★★ : tranche de viande relativement grasse.
*Note : ne pas consommer plus de 120g environ de viande, poisson, œufs par jour !*

**Entremets**★★ : plat sucré hors pâtisserie. Produit laitier.

*Note : à consommer avec modération !*

**Epaule d'agneau**★★ : viande tendre et assez grasse provenant de l'agneau. Viande rouge.
*Note : ne pas consommer plus de 120g environ de viande, poisson, œufs par jour !*

**Epaule de veau**★★ : viande tendre à rôtir provenant du veau.
*Note : ne pas consommer plus de 120g environ de viande, poisson, œufs par jour !*

**Epeautre concassé** : voir « Boulgour d'épeautre ».

**Epeautre torréfié**★★★ : boisson torréfiée ressemblant au café.

**Eperlan**★★ : poisson marin à chair blanche.
*Note : ne pas consommer plus de 120g environ de viande, poisson, œufs par jour !*

**Epices** : clou de girofle, piment, curcuma, curry, etc. Voir les différentes épices séparément.

**Epi de maïs**★★★ : jeune pousse de maïs considérée comme légume vert.

**Epigramme d'agneau**★★ : haut de la côtelette. Viande rouge.
*Note : ne pas consommer plus de 120g environ de viande, poisson, œufs par jour !*

**Epinard**★★ : plante potagère dont on consomme les feuilles allongées. Légume vert.

**Epinoche**★★ : petit poisson d'eau douce à chair blanche.
*Note : ne pas consommer plus de 120g environ de viande, poisson, œufs par jour !*

**Epinochette**★★ : petit poisson d'eau douce à chair blanche.
*Note : ne pas consommer plus de 120g environ de viande, poisson, œufs par jour !*

**Epoisses★★** : fromage au lait de vache, à pâte molle et à croûte lavée. Produit laitier.
*Note : pas plus de 30g de fromage par jour !*

**Equille★★** : petit poisson long marin à chair blanche.
*Note : ne pas consommer plus de 120g environ de viande, poisson, œufs par jour !*

**Escabèche★★** : préparation froide de petits poissons frits ou poêlés et macérés dans une marinade aromatisée.
*Note : ne pas consommer plus de 120g environ de viande, poisson, œufs par jour !*

**Escargot★★** : petit mollusque gastéropode.
*Note : ne pas consommer plus de 120g environ de viande, poisson, œufs par jour !*

**Espadon★★** : poisson gras des mers chaudes.
*Note : ne pas consommer plus de 120g environ de viande, poisson, œufs par jour !*

**Esquimau★** : crème glacée sur bâtonnet en bois.

**Estragon★★★** : plante aromatique utilisée comme condiment.

**Etouffade★★** : plat de viande ou de gibier préparé à l'étouffé.
*Note : ne pas consommer plus de 120g environ de viande, poisson, œufs par jour !*

**Etouffée (à l')★★★** : mode de cuisson de viandes ou de légumes secs avec très peu de liquide ou à sec en vase clos.

**Etrille★★** : crabe comestible du littoral atlantique.
*Note : ne pas consommer plus de 120g environ de viande, poisson, œufs par jour !*

**Etuvée (à l')★★★** : voir « Etouffée ».

**Expresso★** : café express fort en caféine.

**Expresso décaféiné★★** : café express sans caféine.

**Extraits de viande★★** : concentré de viande de bœuf ou de volaille se présentant en sachet ou en cube (genre KUB OR).

# *F*

**Faisan★★** : oiseau gallinacé à chair estimée. Gibier.
*Note : ne pas consommer plus de 120g environ de viande, poisson, œufs par jour !*

**Faisander★★★** : donner à du gibier un fumet accentué en lui faisant subir un commencement de décomposition.

**Faisane★★** : voir « Faisan ».

**Faisselle au lait de brebis★★** : fromage à pâte fraîche à base de lait de brebis. Produit laitier.
*Note : à consommer avec modération !*

**Faisselle au lait de brebis à 0% de matière grasse★★** : fromage à pâte fraîche à base de lait de brebis écrémé. Produit laitier.
*Note : à consommer avec modération !*

**Faisselle au lait de chèvre★★** : fromage à pâte fraîche à base de lait de chèvre. Produit laitier.
*Note : à consommer avec modération !*

**Faisselle au lait de chèvre à 0% de matière grasse★★** : fromage à pâte fraîche à base de lait de chèvre écrémé. Produit laitier.
*Note : à consommer avec modération !*

**Faisselle au lait de vache★★** : fromage à pâte fraîche à base de lait de vache. Produit laitier.
*Note : à consommer avec modération !*

**Faisselle au lait de vache à 0% de matière grasse★★** : fromage à pâte fraîche à base de lait de vache écrémé. Produit laitier.
*Note : à consommer avec modération !*

**Fajita★★** : galette de maïs. Féculent. Sans gluten.

**Fajita complète★★★** : galette de maïs complet. Féculent. Sans gluten.

**Falafel★★** : petit beignet de fèves et de pois chiches. Féculent. Sans gluten.

**Far★★** : flan breton aux raisins secs ou aux pruneaux.

**Farce★★★** : hachis d'herbes, de légume, de viande, de mie de pain qu'on met à l'intérieur d'une volaille, d'un poisson, d'un légume.

**Farigoule★★★** : voir « Thym ».

**Farine blanche★★** : farine issue de grains polis sans leur écorce, dont seul l'amidon fut conservé, donc très pauvre en fibre. Féculent.

**Farine blutée★★** : voir « Farine blanche ».

**Farine complète★★★** : farine ayant conservée l'intégralité du grain, ou presque, donc riche en fibre. Féculent.

**Farine d'amarante★★** : poudre issue de la mouture de l'amarante non complète. Sans gluten.

**Farine d'amarante complète★★** : farine issue de la mouture de l'amarante complète. Sans gluten.

**Farine d'amarante intégrale**★★ : voir « Farine d'amarante complète ».

**Farine d'arachide**★★★★ : poudre issue de la mouture de l'arachide non complète. Sans gluten.

**Farine d'arachide complète**★★★★ : farine issue de la mouture de l'arachide complète. Sans gluten.

**Farine d'arachide intégrale**★★★★ : voir « Farine d'arachide complète ».

**Farine d'avoine complète**★★★ : voir « Farine d'avoine T85 à T160 ».

**Farine d'avoine intégrale**★★★ : voir « Farine d'avoine complète ».

**Farine d'avoine T45**★★ **à T80**★★ : poudre issue de la mouture de l'avoine non complète (plus le chiffre est bas et plus la farine est raffinée). Féculent.

**Farine d'avoine T85**★★★ **à T160**★★★ : poudre issue de la mouture de l'avoine complète (plus le chiffre est haut et plus la farine est complète). Féculent.

**Farine de blé complète**★★★ : voir « Farine de blé T85 à T160 ».

**Farine de blé intégrale**★★★ : voir « Farine de blé complète ».

**Farine de blé noir**★★★ : voir « Farine de sarrasin ».

**Farine de blé T45**★★ **à T80**★★ : poudre issue de la mouture du blé non complet (plus le chiffre est bas et plus la farine est raffinée). Féculent.

**Farine de blé T85★★★ à T160★★★** : poudre issue de la mouture de blé complet (plus le chiffre est haut et plus la farine est complète). Féculent.

**Farine de châtaigne★** : poudre issue de la mouture de la châtaigne. Féculent. Sans gluten.

**Farine de chia★★★** : poudre issue de la mouture de graines de chia. Sans gluten.

**Farine de coco★★★** : poudre issue de la mouture de la pulpe de noix de coco. Sans gluten.

**Farine de fonio★★★** : poudre issue de la mouture du fonio non complet. Féculent. Sans gluten.

**Farine de fonio complète★★★** : poudre issue de la mouture du fonio complet. Féculent. Sans gluten.

**Farine de fonio intégrale★★★** : voir « Farine de fonio complète».

**Farine de graines de caroube★★★** : poudre issue de la mouture de graines de caroube. Sans gluten.

**Farine de gruau★★** : farine blutée et très fine de blé de qualité. Féculent.

**Farine de kamut★★** : poudre issue de la mouture du blé de Khorasan raffinée. Féculent.

**Farine de kamut complète★★★** : poudre issue de la mouture du blé de Khorasan complet. Féculent.

**Farine de kamut intégrale ★★★**: voir « Farine de kamut complète ».

**Farine de lentille★** : poudre issue de la mouture de lentilles. Sans gluten.

**Farine de lin★★** : poudre issue de la mouture du lin. Féculent. Sans gluten.

**Farine de lupin★★★** : poudre issue de la mouture de graines de lupin. Sans gluten.

**Farine de maïs★★** : poudre issue de la mouture du maïs non complet. Féculent. Sans gluten.

**Farine de maïs complète★★★** : poudre issue de la mouture du maïs complet. Féculent. Sans gluten.

**Farine de maïs intégrale★★★** : voir « Farine de maïs complète ».

**Farine de manioc★★★** : voir « Tapioca ». Féculent.

**Farine de millet complète★★★** : voir « Farine de millet T85 à T160 ».

**Farine de millet intégrale★★★** : voir « Farine de millet complète ».

**Farine de millet T45★★ à T80★★** : poudre issue de la mouture du millet non complet (plus le chiffre est bas et plus la farine est raffinée). Féculent.

**Farine de millet T85★★★ à T160★★★** : poudre issue de la mouture du millet complet (plus le chiffre est haut et plus la farine est complète). Féculent.

**Farine de patate douce★★★** : poudre issue de l'extraction de l'amidon de la patate douce. Féculent. Sans gluten.

**Farine d'épeautre complète★★★** : voir « Farine d'épeautre T85 à T160 ».

**Farine d'épeautre intégrale★★★** : voir « Farine d'épeautre complète ».

**Farine d'épeautre T45★★ à T80★★** : poudre issue de la mouture de l'épeautre non complet (plus le chiffre est bas et plus la farine est raffinée). Féculent.

**Farine d'épeautre T85★★★ à T160★★★** : poudre issue de la mouture de l'épeautre complet (plus le chiffre est haut et plus la farine est complète). Féculent.

**Farine de pépin de courge★★★** : poudre issue de la mouture du pépin de courge. Sans gluten.

**Farine de petit épeautre complète★★★** : voir « Farine de petit épeautre T85 à T160 ».

**Farine de petit épeautre intégrale★★★** : voir « Farine de petit épeautre complète ».

**Farine de petit épeautre T45★★ à T80★★** : poudre issue de la mouture du petit épeautre non complet (plus le chiffre est bas et plus la farine est raffinée). Féculent.

**Farine de petit épeautre T85★★★ à T160★★★** : poudre issue de la mouture du petit épeautre complet (plus le chiffre est haut et plus la farine est complète). Féculent.

**Farine de pois chiche★★** : poudre issue de la mouture du pois chiche. Féculent. Sans gluten.

**Farine de quinoa★** : poudre issue de la mouture de la graine de quinoa non complète. Féculent. Sans gluten.

**Farine de quinoa complète★** : farine issue de la mouture de la graine de quinoa complète. Sans gluten.

**Farine de quinoa intégrale★** : voir « Farine de quinoa complète ».

**Farine de riz★★** : poudre issue de la mouture du riz blanc. Féculent. Sans gluten.

**Farine de riz complet★★★**: poudre issue de la mouture du riz complet. Féculent. Sans gluten.

**Farine de sarrasin complète★★★** : voir « Farine de sarrasin T85 à T160 ».

**Farine de sarrasin intégrale★★★** : voir « Farine de sarrasin complète ».

**Farine de sarrasin T45★★ à T80★★** : poudre issue de la mouture du sarrasin non complet (plus le chiffre est bas et plus la farine est raffinée). Féculent.

**Farine de sarrasinT85★★★ à T160★★★** : poudre issue de la mouture du sarrasin complet (plus le chiffre est haut et plus la farine est complète). Féculent.

**Farine de seigle complète★★★** : voir « Farine de seigle T85 à T160 ».

**Farine de seigle intégrale★★★** : voir « Farine de seigle complète ».

**Farine de seigle T45★★ à T80★★** : poudre issue de la mouture de seigle non complet (plus le chiffre est bas et plus la farine est raffinée). Féculent.

**Farine de seigle T85★★★ à T160★★★** : poudre issue de la mouture du seigle complet (plus le chiffre est haut et plus la farine est complète). Féculent.

**Farine de sésame** : poudre issue de la mouture de graines de sésame. Sans gluten.

**Farine de soja★★** : farine issue de la mouture du soja non complet. Sans gluten.

**Farine de soja complète★★★** : farine issue de la mouture du soja complet. Sans gluten.

Farine de soja intégrale
- Farine pour pain aux céréales prête à l'emploi

**Farine de soja intégrale**★★★ : voir « Farine de soja complète ».

**Farine de sorgho**★★ : poudre issue de la mouture du sorgho. Féculent. Sans gluten.

**Farine de souchet**★★ : poudre issue de la mouture du souchet. Sans gluten.

**Farine de teff**★★ : poudre issue de la mouture de la graine de teff non complète. Sans gluten.

**Farine de teff complète**★★ : farine issue de la mouture de la graine de teff complète. Sans gluten.

**Farine de teff intégrale**★★ : voir « Farine de teff complète ».

**Farine d'igname**★★★ : poudre issue de la mouture de l'igname. Féculent. Sans gluten.

**Farine d'orge complète**★★★ : voir « Farine d'orge T85 à T160 ».

**Farine d'orge intégrale** ★★★: voir « Farine d'orge complète ».

**Farine d'orge T45**★★ **à T80**★★ : poudre issue de la mouture de l'orge non complète (plus le chiffre est bas et plus la farine est raffinée). Féculent.

**Farine d'orge T85**★★★ **à T160**★★★ : poudre issue de la mouture de l'orge complète (plus le chiffre est haut et plus la farine est complète). Féculent.

**Farine intégrale**★★★ : voir « Farine complète ».

**Farine pour pain aux céréales prête à l'emploi**★★★ : farine de céréale complète additionnée de graines et de sel.

**Farine pour pain blanc prête à l'emploi★★** : farine de céréale blutée additionnée de sel.

**Farine pour pain complet prête à l'emploi★★★** : farine de céréale complète additionnée de sel.

**Farine T45★★** : voir « Farine blanche ». Féculent.

**Farine T55★★** : voir « Farine blanche ». Féculent.

**Farine T85★★** : farine pour moitié complète. Farine dont une partie du grain ne fut pas conservée lors de sa mouture. Féculent.

**Farine T110★★★** : farine aux trois quarts complète. Farine dont une partie du grain ne fut pas conservée lors de sa mouture. Féculent.

**Farine T150★★★** : voir « Farine complète ». Féculent.

**Farine T165★★★** : voir « Farine complète ». Féculent.

**Farlouche★★** : mélange de raisins secs et de mélasse, servant de garniture pour une tarte.

**Fast-food** : restauration rapide.

**Faux-filet★★** : viande de bœuf savoureuse mais grasse. Viande rouge.
*Note : ne pas consommer plus de 120g environ de viande, poisson, œufs par jour !*

**Fécule de pomme de terre★★★** : amidon de pomme de terre sous forme de farine. Féculent. Sans gluten.

**Fécule de maïs★★★** : voir « Maïzena ». Féculent.

**Fécule de manioc★★★** : voir « Tapioca ». Féculent.

**Féculent** : aliment plus ou moins riche en amidon tels pomme de terre, haricots secs (soisson, coco, haricot blanc, haricot

rouge, lentille, pois cassé, flageolet, etc.), pâte alimentaire, riz, quinoa, pain, céréales (blé, orge, seigle, avoine, etc.) et assimilés : boulgour, semoule, etc. farines (voir les différentes farines aux pages précédentes), fécules (voir ci-dessus), manioc, patate douce, fève, banane plantain, etc. Voir chaque féculent séparément.
*Note : tous les féculents ne se valent pas ! Voir chaque féculent séparément !*

**Fenouil**★★★ : plante aromatique potagère dont on consomme la base des pétioles charnus. Légume vert.

**Féra**★★ : poisson d'eau douce à chair blanche.
*Note : ne pas consommer plus de 120g environ de viande, poisson, œufs par jour !*

**Fève**★ : graine d'une plante annuelle potagère. Féculent.

**Ficelle**★★ : petite baguette, pain blanc. Féculent.

**Ficoïde glaciale**★★★ : plante potagère dont on consomme les feuilles. Légume vert.

**Figue confite**★★ : figue conservée par remplacement de son eau de constitution par du sucre.

**Figue de Barbarie**★★★ : fruit charnu de l'opuntia (cactus).

**Figue fraîche**★★★ : fruit frais du figuier.

**Figue séchée**★★ : figue fraîche du figuier ayant subie une opération de séchage au soleil.

**Filet de poisson gras**★★ : tranche de poisson gras en général sans arête.
*Note : ne pas consommer plus de 120g environ de viande, poisson, œufs par jour !*

**Filet de poisson maigre**★★ : tranche de poisson à chair blanche en général sans arête.

*Note : ne pas consommer plus de 120g environ de viande, poisson, œufs par jour !*

**Filet (viande d'agneau)**★★ : morceau tendre et charnu d'agneau. Viande rouge.
*Note : ne pas consommer plus de 120g environ de viande, poisson, œufs par jour !*

**Filet (viande de bœuf)**★★ : morceau tendre et charnu de bœuf. Viande rouge.
*Note : ne pas consommer plus de 120g environ de viande, poisson, œufs par jour !*

**Filet (viande de porc)**★★ : morceau tendre et charnu du porc.
*Note : ne pas consommer plus de 120g environ de viande, poisson, œufs par jour !*

**Filet (viande de veau)**★★ : morceau tendre et charnu de veau.
*Note : ne pas consommer plus de 120g environ de viande, poisson, œufs par jour !*

**Financier** : petit gâteau rectangulaire à base de pâte à biscuit et de poudre d'amandes.

**Financière**★★ : garniture ou sauce à base de champignons, de truffes, de riz de veau, etc.

**Flageolet**★ : graine d'une légumineuse potagère. Féculent.

**Flamiche**★★★ : tarte aux poireaux.

**Flammekueche**★★ : voir « Pizza ».

**Flan (appareil à)**★★ : garniture à base d'œufs, de lait, de crème fraîche, avec ou sans farine, salée ou sucrée, à laquelle on ajoute des ingrédients (légumes verts, poisson, viande, etc.) ou non.

**Flanchet (de bœuf)** ★ ★ : viande de bœuf. Viande rouge.
*Note : ne pas consommer plus de 120g environ de viande, poisson, œufs par jour !*

**Flanchet (de veau)** ★ ★ : viande de veau.
*Note : ne pas consommer plus de 120g environ de viande, poisson, œufs par jour !*

**Flet** ★ ★ : poisson marin plat à chair blanche.
*Note : ne pas consommer plus de 120g environ de viande, poisson, œufs par jour !*

**Flétan** ★ ★ : grand poisson marin plat à chair blanche.
*Note : ne pas consommer plus de 120g environ de viande, poisson, œufs par jour !*

**Fleur comestible** ★ ★ ★ : fleur utilisée en décoration de plat et parfaitement comestible.

**Flocon d'avoine** ★ ★ ★ : petite portion d'avoine déshydraté. Féculent.

**Flocon d'azukis** ★ ★ ★ : petite portion d'azukis déshydraté. Sans gluten.

**Flocon de châtaigne** ★ : petite portion de châtaigne extrudée déshydratée. Féculent. Sans gluten.

**Flocon de fonio** ★ ★ ★ : petite portion de fonio déshydratée. Féculent. Sans gluten.

**Flocon de fonio complète** ★ ★ ★ : petite portion de fonio complète déshydratée. Féculent. Sans gluten.

**Flocon de kamut** ★ ★ : petite portion de kamut déshydraté. Féculent.

**Flocon de kamut complet** ★ ★ ★ : petite portion de kamut complet déshydraté. Féculent.

**Flocon de lentille★★★** : petite portion de lentilles déshydratées. Féculent. Sans gluten.

**Flocon de maïs★★** : petite portion de maïs déshydraté. Féculent. Sans gluten.

**Flocon de maïs complet★★★** : petite portion de maïs complet déshydraté. Féculent. Sans gluten.

**Flocon de manioc★★★** : petite portion de manioc déshydraté. Féculent. Sans gluten.

**Flocon de millet★★** : petite portion de millet déshydraté. Féculent. Sans gluten.

**Flocon de millet complet★★★** : petite portion de millet complet déshydraté. Féculent. Sans gluten.

**Flocon d'épeautre★★** : petite portion d'épeautre déshydraté. Féculent.

**Flocon d'épeautre complet★★★** : petite portion d'épeautre complet déshydraté. Féculent.

**Flocon de petit-épeautre★★** : petite portion de petit-épeautre déshydraté. Féculent.

**Flocon de petit-épeautre complet★★★** : petite portion de petit-épeautre complet déshydraté. Féculent.

**Flocon de pois cassés★** : petite portion de flocons de pois cassés déshydratés. Féculent. Sans gluten.

**Flocon de pois chiches★★** : petite portion de flocons de pois chiches déshydratés. Féculent. Sans gluten.

**Flocon de pommes de terre★★★** : petite portion de pomme de terre déshydratée, pour en faire de la purée. Féculent. Sans gluten.

**Flocon de quinoa★** : petite portion de quinoa déshydraté. Féculent. Sans gluten.

**Flocon de riz★★** : petite portion de riz déshydraté. Féculent. Sans gluten.

**Flocon de riz complet★★★** : petite portion de riz complet déshydraté. Féculent. Sans gluten.

**Flocon de sarrasin★★** : petite portion de sarrasin déshydraté. Féculent.

**Flocon de sarrasin complet★★★** : petite portion de sarrasin complet déshydraté. Féculent.

**Flocon de seigle★★** : petite portion de seigle déshydraté. Féculent.

**Flocon de seigle complet★★★** : petite portion de seigle complet déshydraté. Féculent.

**Flocon de soja★★** : petite portion de soja déshydraté. Féculent.

**Flocon de soja complet★★★** : petite portion de soja complet déshydraté. Féculent.

**Flocon de sorgho★★** : petite portion de sorgho déshydraté. Féculent.

**Flocon de souchet★★** : petite portion de souchet déshydraté. Féculent.

**Flocon de teff★★** : petite portion de teff déshydraté. Féculent.

**Flocon de teff complet★★** : petite portion de teff complet déshydraté. Féculent.

**Flocon d'igname★★★** : petite portion d'igname déshydratée. Féculent.

**Flocon d'orge★★** : petite portion d'orge déshydratée. Féculent.

**Flocon d'orge complète★★★** : petite portion d'orge complète déshydratée. Féculent.

**Flûte★★** : pain mince et long. Pain blanc. Féculent.

**Foie d'agneau★★** : abat.
*Note : ne pas consommer plus de 120g environ de viande, poisson, œufs par jour !*

**Foie de bœuf★★** : abat.
*Note : ne pas consommer plus de 120g environ de viande, poisson, œufs par jour !*

**Foie de génisse★★** : abat.
*Note : ne pas consommer plus de 120g environ de viande, poisson, œufs par jour !*

**Foie de lotte★★** : foie de la lotte, poisson marin. Abat.
*Note : ne pas consommer plus de 120g environ de viande, poisson, œufs par jour !*

**Foie de morue★★** : foie de morue à l'huile distribué en conserve. Abat.
*Note : ne pas consommer plus de 120g environ de viande, poisson, œufs par jour !*

**Foie de porc★★** : abat.
*Note : ne pas consommer plus de 120g environ de viande, poisson, œufs par jour !*

**Foie de veau★★** : abat.
*Note : ne pas consommer plus de 120g environ de viande, poisson, œufs par jour !*

**Foie de volaille★★** : abat de poulet, poule, canard, oie etc.
*Note : ne pas consommer plus de 120g environ de viande, poisson, œufs par jour !*

**Foie gras★** : foie obtenu par gavage d'oie ou de canard. Charcuterie.
*Note : ne pas consommer plus de 120g environ de viande, poisson, œufs par jour !*

**Fondant(1)★** : gâteau au chocolat à consistance fondante.

**Fondant(2)★ ★** : bonbon fourré avec de la pâte glacée.

**Fondant sans gluten★** : gâteau au chocolat élaboré avec de la farine sans gluten à consistance fondante.

**Fond de bœuf★ ★ ★** : fond brun réalisé à partir d'un bouillon de viande de bœuf.

**Fond de veau★ ★ ★** : fond brun réalisé à partir d'un bouillon de viande de veau.

**Fond de volaille★ ★ ★** : fond brun réalisé à partir d'un bouillon de volaille.

**Fondue** : plat composé de lamelles d'emmental, de gruyère que l'on fait fondre avec du vin blanc.

**Fondue bourguignonne★ ★** : plat composé de petits dés de bœuf plongés dans de l'huile bouillante. Viande rouge.
*Note : ne pas consommer plus de 120g environ de viande, poisson, œufs par jour !*

**Fondue chinoise★ ★** : plat composé de petits dés de bœuf plongés dans du bouillon de viande ou de volaille.
*Note : ne pas consommer plus de 120g environ de viande, poisson, œufs par jour !*

**Fondue de légumes★ ★** : préparation de légumes cuits doucement dans un corps gras.
*Note : attention aux légumes verts que sont la carotte, l'oseille, la bette, l'asperge, la betterave, le haricot vert et le haricot beurre, le persil et les céleris !*

**Fonio★★★** : céréale très fine. Féculent. Sans gluten.

**Fontainebleau★★** : fromage frais au lait de vache. Produit laitier.
*Note : pas plus de 30g de fromage par jour !*

**Fontine★★** : fromage au lait cru entier de vache à pâte cuite. Produit laitier.
*Note : pas plus de 30g de fromage par jour !*

**Forêt-noire★★** : pâtisserie à base de génoise au chocolat et garnie de crème fouettée, de cerises, de kirch et de chocolat en copeaux.

**Foufou★★★** : farine de manioc cuite à l'eau et servie en boule. Sans gluten.

**Fougasse★★** : galette de froment cuite au four. Féculent.

**Fourme★★** : fromage au lait de vache. Produit laitier.
*Note : pas plus de 30g de fromage par jour !*

**Fourme d'Ambert★★** : fromage au lait de vache à pâte persillée. Produit laitier.
*Note : pas plus de 30g de fromage par jour !*

**Foutou★★★** : farine d'igname cuite à l'eau et servie en boule. Sans gluten.

**Fraise fraîche** : fruit charnu provenant du fraisier.

**Fraise confite** : fraise conservée par remplacement de son eau de constitution par du sucre.

**Fraise séchée** : fraise fraîche ayant subie une action de dessiccation.

**Framboise fraîche★★★** : fruit frais provenant du framboisier.

**Framboise confite★★** : framboise conservée par remplacement de son eau de constitution par du sucre.

**Framboise séchée★★** : framboise fraîche ayant subie une action de dessiccation.

**Freezer★★★** : consommer des aliments dans le freezer vers - 12°C.

**Friand(1)★★** : petit pâté de charcutier garni d'un hachis de viande ou de fromage.
*Note : ne pas consommer plus de 120g environ de viande, poisson, œufs par jour !*

**Friand(2)** : petit gâteau fait d'une pâte à biscuit aux amandes.

**Fricadelle★★** : boulette de viande hachée.
*Note : ne pas consommer plus de 120g environ de viande, poisson, œufs par jour !*

**Fricandeau(1)★★** : tranche de veau piquée de morceaux de lard et cuite à l'étouffée.
*Note : ne pas consommer plus de 120g environ de viande, poisson, œufs par jour !*

**Fricandeau(2)★** : petit pâté. Charcuterie.
*Note : ne pas consommer plus de 120g environ de viande, poisson, œufs par jour !*

**Fricassé(1)★★** : ragoût de viande blanche ou de volaille.
*Note : ne pas consommer plus de 120g environ de viande, poisson, œufs par jour !*

**Fricassé(2)★★** : Œuf sur le plat servi avec du lard.
*Note : ne pas consommer plus de 120g environ de viande, poisson, œufs par jour !*

**Fricot★★** : voir « Ragoût ».

**Frik complet★★★** : blé complet immature concassé. Féculent.

**Frik tendre**★★ : blé dur immature concassé sans son écorce. Féculent.

**Frire**★★★ : cuire un aliment dans un corps gras bouillant.

**Frisée (laitue)**★★★ : laitue à feuilles frisées consommée en salade. Légume vert.

**Frites**★★★ : pommes de terre cuites en friture. Féculent. Sans gluten.

**Frites au four**★★★ : pommes de terre précuites puis cuites au four. Féculent. Sans gluten.

**Friton**★ : charcuterie à base d'abats, langue, cœur, rognon, etc. assemblés avec de la gelée.

**Friture**★★★ : voir « Frire ».

**Fromage**★★ : aliment produit par coagulation du lait, égouttage du caillé obtenu et, éventuellement affinage. Produit laitier.
*Note : pas plus de 30g de fromage par jour et pas de fromage à pâte dure !*

**Fromage à la pie**★★ : fromage frais de lait de vache aux fines herbes. Produit laitier.
*Note : pas plus de 30g de fromage par jour !*

**Fromage à pâte molle et à croûte fleurie**★★ : brie, camembert, carré de l'Est, chaource, coulommiers, neufchâtel, saint-marcellin...) Produit laitier.
*Note : pas plus de 30g de fromage par jour !*

**Fromage à pâte molle et à croûte lavée**★★ : époisses, géromé, livarot, maroilles, munster, olivet, pont-l'évêque, rollot, saint-florentin, soumaintrain, vacherin...) Produit laitier.
*Note : pas plus de 30g de fromage par jour !*

**Fromage à pâte persillée★★** : bleus, fourme d'Ambert, gorgonzola, sassenage, stilton... Produit laitier.
*Note : pas plus de 30g de fromage par jour !*

**Fromage à pâte pressée cuite** : beaufort, comté, emmental, gruyère, parmesan... Produit laitier.

**Fromage à pâte pressée non cuite★★** : appenzell, cantal, cheddar, édam, gouda, laguiole, mimolette, morbier, provolone, raclette, reblochon, saint-nectaire, saint-paulin, salers, tomme de Savoie... Produit laitier.
*Note : pas plus de 30g de fromage par jour !*

**Fromage au lait cru★★** : fromage produit à partir de lait n'ayant subi aucun traitement thermique. Produit laitier.
*Note : pas plus de 30g de fromage par jour et pas de fromage à pâte dure !*

**Fromage au poivre★★** : fromage affiné dont la surface est recouverte de grains de poivre.
*Note : pas plus de 30g de fromage par jour !*

**Fromage aux céréales★★** : fromage affiné accompagné de diverses céréales et/ou graines de céréales.
*Note : pas plus de 30g de fromage par jour !*

**Fromage aux fruits secs★★** : fromage affiné accompagné de divers fruits secs.
*Note : pas plus de 30g de fromage par jour !*

**Fromage aux graines★★** : fromage affiné accompagné de diverses graines.
*Note : pas plus de 30g de fromage par jour !*

**Fromage aux noix★★** : fromage affiné accompagné de noix plus ou moins concassées.
*Note : pas plus de 30g de fromage par jour !*

Fromage blanc allégé en matières grasses
- Fromage blanc de vache à 0% de matière grasse

**Fromage blanc allégé en matières grasses★★** : fromage à pâte fraîche, faiblement égoutté et non affiné, dont la teneur en matières grasses est réduite. Produit laitier.
*Note : à consommer avec modération !*

**Fromage blanc de brebis★★** : fromage à pâte fraîche à base de lait de brebis, faiblement égoutté et non affiné. Produit laitier.
*Note : à consommer avec modération !*

**Fromage blanc de brebis à 0% de matière grasse★★** : fromage à pâte fraîche à base de lait de brebis écrémé, faiblement égoutté et non affiné. Produit laitier.
*Note : à consommer avec modération !*

**Fromage blanc de chèvre★★** : fromage à pâte fraîche à base de lait de chèvre, faiblement égoutté et non affiné. Produit laitier.
*Note : à consommer avec modération !*

**Fromage blanc de chèvre à 0% de matière grasse★★** : fromage à pâte fraîche à base de lait de chèvre écrémé, faiblement égoutté et non affiné. Produit laitier.
*Note : à consommer avec modération !*

**Fromage blanc délactosé★★** : fromage blanc dépourvu de lactose. Produit laitier.
*Note : à consommer avec modération !*

**Fromage blanc de soja★★** : fromage à pâte fraîche à base de lait de soja. Produit laitier. Sans lactose.

**Fromage blanc de vache★★** : fromage à pâte fraîche à base de lait de vache, faiblement égoutté et non affiné. Produit laitier.
*Note : à consommer avec modération !*

**Fromage blanc de vache à 0% de matière grasse★★** : fromage à pâte fraîche à base de lait de vache écrémé, faiblement égoutté et non affiné. Produit laitier.
*Note : à consommer avec modération !*

**Fromage blanc sans lactose★★** : voir « Fromage blanc délactosé ».
*Note : à consommer avec modération !*

**Fromage de brebis★★** : fromage obtenu à partir du lait de brebis. Produit laitier.
*Note : pas plus de 30g de fromage par jour !*

**Fromage de brebis allégé en matières grasses★★** : fromage obtenu à partir du lait de brebis partiellement écrémé. Produit laitier.
*Note : pas plus de 30g de fromage par jour !*

**Fromage de chèvre★★** : fromage obtenu à partir du lait de chèvre. Produit laitier.
*Note : pas plus de 30g de fromage par jour !*

**Fromage de chèvre allégé en matières grasses★★** : fromage obtenu à partir du lait de chèvre partiellement écrémé. Produit laitier.
*Note : pas plus de 30g de fromage par jour !*

**Fromage de tête★** : charcuterie. Pâté fait de morceaux de tête de porc liés à de la gelée.
*Note : ne pas consommer plus de 120g environ de viande, poisson, œufs par jour !*

**Fromage de vache★★** : fromage obtenu à partir du lait de vache. Produit laitier.
*Note : pas plus de 30g de fromage par jour !*

**Fromage de vache allégé en matières grasses★★** : fromage obtenu à partir du lait de vache partiellement écrémé. Produit laitier.
*Note : pas plus de 30g de fromage par jour !*

**Fromage double crème★★** : fromage dont la teneur en matières grasses est comprise entre 60 et 75%. Produit laitier.
*Note : pas plus de 30g de fromage par jour !*

**Fromage fondu★★** : fromage fabriqué à partir d'un ou plusieurs fromages dont on a fondu la pâte. Produit laitier.
*Note : pas plus de 30g de fromage par jour !*

**Fromage triple crème★★** : fromage dont la teneur en matières grasses est supérieure à 75%. Produit laitier.
*Note : pas plus de 30g de fromage par jour !*

**Froment★★** : blé tendre. Féculent.

**Fructose★★★** : constituant du sucre utilisé comme édulcorant.

**Fruit à pain★★★** : fruit de l'arbre à pain.

**Fruit au naturel★★★** : voir « Fruit frais ».

**Fruit au sirop★★** : fruit poché dans un sirop constitué d'eau et de sucre.
*Note : pas de fraise au sirop !*

**Fruit au sirop léger★★★** : fruit poché dans un sirop constitué d'eau et à teneur modérée en sucre.
*Note : pas de fraise au sirop !*

**Fruit confit★★** : fruit cuit dans un sirop de sucre puis séché lentement. Voir chaque fruit confit séparément.
*Note : pas de fraise confite !*

**Fruit de la passion frais★★★** : fruit issu de certaines variétés de passiflores. Fruit exotique.

**Fruit de la passion séché★★** : fruit de la passion ayant subi une action de dessiccation.

**Fruit de mer★★** : crustacés et coquillages comestibles. Voir chacun d'entre eux en fonction de leur dénomination propre.
*Note : ne pas consommer plus de 120g environ de viande, poisson, œufs par jour ! Pas de bigorneau, bulot, moule, huître, ni coquille saint Jacques !*

**Fruit exotique**★★★ : fruit provenant de pays étrangers lointains. Voir chacun d'entre eux en fonction de leur dénomination propre.

**Fruit frais**★★★ : pomme, poire, banane, etc. Voir chacun d'entre eux en fonction de leur dénomination propre.
*Note : pas de fraise !*

**Fruit Melba** : fruit poché au sirop puis servi sur une couche de glace à la vanille et nappé de crème Chantilly.
*Note : pas de fraise !*

**Fruit oléagineux**★★ : fruit riche en matières grasses, le plus souvent il s'agit de graines : amande, noix, avocat, etc. Voir chacun d'entre eux en fonction de leur dénomination propre.
*Note : pas d'amande ni d'arachide grillée !*

**Fruit sec**★★ : fruit frais ayant subi une déshydratation au soleil. Voir chacun d'entre eux en fonction de leur dénomination propre.

**Fucus vésiculeux**★★★ : algue comestible.

**Fudge(1)**★ : confiserie au chocolat.

**Fudge(2)** : glace au chocolat.

**Fumet de champignon**★★★ : bouillon de champignon très réduit par la cuisson.

**Fumet de poisson**★★★ : bouillon de poisson très réduit par la cuisson.

# G

**Gâche**★★ : voir « Brioche ».

**Galantine**★★ : charcuterie composée de viande maigre et de farce enrobée de gelée.
*Note : ne pas consommer plus de 120g environ de viande, poisson, œufs par jour !*

**Galette**★★ : préparation plate, fine et ronde à base de farine de sarrasin, d'œufs, de lait, que l'on cuit dans une galétière. Féculent. Sans gluten.

**Galette complète**★★★ : préparation plate, fine et ronde à base de farine de sarrasin complète, d'œufs, de lait, que l'on cuit dans une galétière. Féculent. Sans gluten.

**Galette bretonne**★★ : biscuit sec riche en sucre et en beurre.

**Galette d'avoine complète soufflée**★★★ : galette d'avoine complète extrudée. Féculent. Sans gluten.

**Galette d'avoine soufflée**★★ : galette d'avoine extrudée. Féculent. Sans gluten.

**Galette de kamut complet soufflé**★★★ : galette de kamut complet extrudé. Féculent. Sans gluten.

**Galette de kamut soufflé**★★ : galette de kamut extrudé. Féculent. Sans gluten.

**Galette de maïs complet soufflé**★★★ : galette de maïs complet extrudé. Féculent. Sans gluten.

**Galette de maïs soufflé★★** : galette de maïs extrudé. Féculent. Sans gluten.

**Galette de millet complet soufflé★★★** : galette de millet complet extrudé. Féculent. Sans gluten.

**Galette de millet soufflé★★** : galette de millet extrudé. Féculent. Sans gluten.

**Galette d'épeautre complet soufflé★★★** : galette d'épeautre complet extrudé. Féculent.

**Galette d'épeautre soufflé★★** : galette d'épeautre extrudé. Féculent.

**Galette de petit épeautre complet soufflé★★★** : galette de petit épeautre complet extrudé. Féculent.

**Galette de petit épeautre soufflé★★** : galette de petit épeautre extrudé. Féculent.

**Galette de quinoa soufflé★** : galette de quinoa extrudé. Féculent.

**Galette de riz complet soufflé★★★** : galette de riz complet extrudé. Féculent. Sans gluten.

**Galette de riz soufflé★★** : galette de riz extrudé. Féculent. Sans gluten.

**Galette de riz soufflé au chocolat★** : galette de riz blanc extrudé nappée de chocolat. Sans gluten.

**Galette de sarrasin complet soufflé★★★** : galette de sarrasin complet extrudé. Féculent. Sans gluten.

**Galette de sarrasin soufflé★★** : galette de sarrasin extrudé. Féculent. Sans gluten.

**Galette de seigle complet soufflé★★★** : galette de seigle complet extrudé. Féculent. Sans gluten.

**Galette de seigle soufflé★★** : galette de seigle extrudé. Féculent. Sans gluten.

**Galette de soja complet soufflé★★★** : galette de soja complet extrudé. Féculent. Sans gluten.

**Galette de soja soufflé★★** : galette de soja extrudé. Féculent. Sans gluten.

**Galette d'orge complète soufflée ★★★**: galette d'orge complète extrudée. Féculent. Sans gluten.

**Galette d'orge soufflée★★** : galette d'orge extrudée. Féculent. Sans gluten.

**Galette des rois** : voir « Crème Frangipane ».

**Galette végétale à poêler★★** : aliment en forme de steak à base de céréales : quinoa et/ou blé et/ou riz, etc. sans viande.

**Gamba** : voir « Crevette ».

**Gaperon★★** : fromage au lait cru de vache à pâte demi-dure et aillé. Produit laitier.
*Note : pas plus de 30g de fromage par jour !*

**Garbure★★** : potée au chou avec légumes de saison, haricots et confie d'oie ou de canard.
*Note : ne pas consommer plus de 120g environ de viande, poisson, œufs par jour !*

**Gardon★★** : poisson d'eau douce à chair blanche.
*Note : ne pas consommer plus de 120g environ de viande, poisson, œufs par jour !*

**Gari★★★** : voir « Farine de manioc ».

**Gaspacho★★★** : potage à base de légumes crus macérés à froid et servi très frais. Légume vert.

**Gâteau★★** : pâtisserie réalisée à partir d'une pâte de base employée seule ou avec une crème, des fruits...

**Gâteau sans gluten★★** : pâtisserie réalisée à partir d'une pâte de base sans gluten employée seule ou avec une crème, des fruits...

**Gâteau sans sucre★★** : pâtisserie réalisée à partir d'une pâte de base non sucrée mais édulcorée, employée seule ou avec une crème, des fruits...

**Gâteau sec** : voir « Biscuit ».

**Gâteau sec sans gluten★★** : voir « Biscuit sans gluten».

**Gâteau sec sans sucre★★★** : biscuit élaboré sans sucre mais à l'aide d'édulcorant, en général du maltitol.

**Gâteau sec sans sucre sans sel★★★** : biscuit élaboré sans sucre mais à l'aide d'édulcorant, en général du maltitol, et très pauvre en sel, voire sans sel.

**Gaufre★★★** : pâtisserie légère, ornée d'alvéoles.

**Gaufrette** : voir « Biscuit ».

**Gélatine★★★** : feuille de collagène qui se dissout dans l'eau chaude afin de confectionner des gelées.

**Gélatine végétale★★★** : voir « Agar-agar ».

**Gelée de fruit★★★** : jus de fruit cuit avec du sucre qui se solidifie en refroidissant.

**Gelée de viande★★★** : suc de viande clarifié et solidifié.

**Gelée royale** ★ ★ ★ : liquide secrété par les abeilles nourricières.

**Gélose** ★ ★ ★ : voir « Agar-agar ».

**Gendarme** : voir « Saucisse fumée ».

**Génépi** ★ : voir « Liqueur ».

**Genièvre** ★ : voir « Liqueur ».

**Génoise** ★ ★ ★ : pâte à biscuit légère servant de base à de nombreux gâteaux.

**Géomon noir** ★ ★ ★ : algue comestible.

**Géomon rouge** ★ ★ ★ : algue comestible.

**Germe de blé** ★ ★ ★ : germes de blé vendues en vrac.

**Germe de soja** ★ ★ ★ : jeune pousse issue de la graine du haricot mungo. Légume vert.

**Germon** : voir « Thon ».

**Géromé** ★ ★ : fromage au lait de vache à pâte molle et à croûte lavée. Produit laitier.
*Note : pas plus de 30g de fromage par jour !*

**Gésier** ★ ★ : estomac des volailles. Abat.
*Note : ne pas consommer plus de 120g environ de viande, poisson, œufs par jour !*

**Gesse commune** ★ ★ ★ : plante potagère dont on consomme les graines cuites. Légume vert.

**Ghee** ★ ★ ★ : beurre clarifié.

**Gibelotte** ★ ★ : ragoût de lapin au vin blanc.

*Note : ne pas consommer plus de 120g environ de viande, poisson, œufs par jour !*

**Gibier★★** : ensemble des animaux sauvages que l'on chasse pour leur viande.
*Note : ne pas consommer plus de 120g environ de viande, poisson, œufs par jour !*

**Gigot★★** : postérieur de l'agneau, du mouton ou du chevreuil. Viande rouge.
*Note : ne pas consommer plus de 120g environ de viande, poisson, œufs par jour !*

**Gigue★★** : cuisse de chevreuil. Gibier. Viande rouge.
*Note : ne pas consommer plus de 120g environ de viande, poisson, œufs par jour !*

**Gin★** : eau-de-vie de grain aromatisée avec des baies de genièvre.
*Note : uniquement si l'alcool est utilisé dans un plat subissant une cuisson à découvert ! Ne pas boire de boisson alcoolisée !*

**Gingembre★★★** : rhizome aromatique utilisé comme condiment. Légume vert.

**Gingembre confit★★** : tranche de gingembre cuit et confit dans du sirop de sucre.

**Giraumon★★★** : voir « Courgette ».

**Girolle★★★** : champignon comestible. Légume vert.

**Gîte★★** : jarret de bœuf. Viande rouge.
*Note : ne pas consommer plus de 120g environ de viande, poisson, œufs par jour !*

**Gîte à la noix★★** : partie postérieure de la cuisse de bœuf. Viande rouge.
*Note : ne pas consommer plus de 120g environ de viande, poisson, œufs par jour !*

**Givré** ★ ★ ★ : fruit dont l'intérieur est fourré de sorbet.

**Glace** ★ : crème à base de lait, de sucre, d'œufs, aromatisée ou additionnée de fruits et congelée.

**Glaçon** ★ ★ ★ : eau congelée.

**Glucose** ★ ★ ★ : glucide, sucre rapide.

**Glutamate monosodique** ★ ★ ★ : sel de glutamate utilisé comme exhausteur de goût.

**Gluten** ★ ★ ★ : partie protéique des céréales suivantes : blé, seigle, orge et avoine.

**Gnocchi** ★ ★ : boulette à base de semoule de blé et de pomme de terre. Féculent.

**Gnocchi au fromage** ★ ★ : boulette à base de semoule de blé et de pomme de terre enrichie de fromage. Féculent.

**Gnocchi complet** ★ ★ ★ : boulette à base de semoule de blé complet et de pomme de terre. Féculent.

**Goberge** ★ ★ : poisson marin à chair blanche.
*Note : ne pas consommer plus de 120g environ de viande, poisson, œufs par jour !*

**Godiveau** ★ ★ : boulette de hachis de viande pochée au bouillon.
*Note : ne pas consommer plus de 120g environ de viande, poisson, œufs par jour !*

**Gomasio** : condiment au sésame et au sel de mer.

**Gombo** ★ ★ ★ : légume vert tropical.

**Gomme de guar** ★ ★ ★ : joue un rôle épaississant d'origine végétale.

**Gorgonzola** ★ ★ : fromage au lait de vache à pâte persillée. Produit laitier.
*Note : pas plus de 30g de fromage par jour !*

**Gosette** ★ ★ ★ : chausson aux pommes et aux abricots.

**Gouda** ★ ★ : fromage au lait de vache à pâte pressée non cuite. Produit laitier.
*Note : pas plus de 30g de fromage par jour !*

**Gougère** : pâte à choux salée additionnée de gruyère et cuite au four.

**Goujon** ★ ★ : petit poisson d'eau douce à chair blanche.
*Note : ne pas consommer plus de 120g environ de viande, poisson, œufs par jour !*

**Goujonnette** ★ ★ : languette de filet de sole ou de limande frite.
*Note : ne pas consommer plus de 120g environ de viande, poisson, œufs par jour !*

**Goulache** ★ ★ : ragoût de viande mijoté avec des oignons, des tomates et du paprika.
*Note : ne pas consommer plus de 120g environ de viande, poisson, œufs par jour !*

**Gourgane** ★ : voir « Fève ».

**Goyave au naturel** ★ ★ : voir « Goyave fraîche ».

**Goyave au sirop** ★ : goyave pochée et conservée dans de l'eau très sucrée. Fruit exotique.

**Goyave au sirop léger** ★ ★ : goyave pochée et conservée dans de l'eau plus ou moins sucrée. Fruit exotique.

**Goyave confite** ★ : goyave conservée par remplacement de son eau de constitution par du sucre. Fruit exotique.

**Goyave fraîche** ★ ★ : fruit du goyavier. Fruit exotique.

**Goyave séchée★** : goyave ayant subie une action de dessiccation au soleil. Fruit exotique.

**Graines★** : mélange de graines de tournesol, blé, orge, sésame, etc.

**Graine d'alfalfa★★★** : graine de luzerne que l'on consomme pilée ou germée.

**Graine d'amande** : graine d'amande que l'on consomme pilée ou germée.

**Graine d'amarante★★** : graine d'amarante que l'on consomme pilée ou germée.

**Graine d'avoine germée★★★** : graine d'avoine que l'on consomme germée.

**Graine de basilic★★★** : graine de basilic que l'on consomme pilée ou germée.

**Graine de betterave★★★** : graine de betterave que l'on consomme pilée ou germée.

**Graine de blé germée★★★** : graine de blé que l'on consomme germée.

**Graine de carotte★★★** : graine de carotte que l'on consomme pilée ou germée.

**Graine de céleri★★★** : graine de céleri que l'on consomme pilée ou germée.

**Graine de chanvre★★★** : graine de chanvre que l'on consomme pilée ou germée

**Graine de chia★★★** : graine de chia que l'on consomme pilée.

**Graine de chicorée★★★** : graine de chicorée que l'on consomme pilée ou germée.

**Graine de chou brocoli★★★** : graine de chou brocoli que l'on consomme pilée ou germée.

**Graine de coriandre★★★** : graines de coriandre que l'on consomme germées ou pilées.

**Graine de courge★★★★** : graine de courge grillée.

**Graine de cresson★★★** : graine de cresson que l'on consomme pilée ou germée.

**Graine de cumin★★★** : graines de cumin que l'on consomme germées ou pilées.

**Graine d'épinard★★★** : graine d'épinard que l'on consomme pilée ou germée.

**Graine de fenouil★★★** : graine de fenouil que l'on consomme pilée ou germée.

**Graine de fenugrec★★★** : graine du fenugrec que l'on consomme pilée ou germée.

**Graine de haricot azuki germée★★★** : graine du haricot azuki consommée germée.

**Graine de haricot mungo germée★★★** : graine du haricot mungo consommée germée.

**Graine de lentille germée★** : graine de lentille que l'on consomme germée.

**Graine de lin★★★** : graine de lin que l'on consomme pilée.

**Graine de luzerne★★★** : graine de luzerne que l'on consomme pilée ou germée.

**Graine de maïs germée★★★★** : graine de maïs que l'on consomme germée.

**Graine de millet germée**★★★ : graine de millet que l'on consomme germée.

**Graine de moutarde**★★★ : graine de moutarde que l'on consomme pilée ou germée.

**Graine de navet**★★★ : graine de navet que l'on consomme pilée ou germée.

**Graine d'oignon**★★★: graine d'oignon que l'on consomme pilée ou germée.

**Graine d'orge germée**★★★: graine d'orge que l'on consomme germée.

**Graine de pavot**★★★ : graine de pavot que l'on consomme pilée.

**Graine d'épeautre germée**★★★ : graine d'épeautre que l'on consomme germée.

**Graine de persil**★★★ : graine de persil que l'on consomme pilée ou germée.

**Graine de petit pois germée**★★★ : graine de petit pois que l'on consomme germée.

**Graine de poireau**★★★ : graine de poireau que l'on consomme pilée ou germée.

**<u>Graine de pois chiche germée</u>**★★★★ : graine de pois chiche que l'on consomme germée.

**Graine de pourpier**★★★ : graine de pourpier que l'on consomme pilée ou germée.

**Graine de quinoa**★ : graine de quinoa que l'on consomme pilée ou germée.

**Graine de radis noir**★★★ : graine de radis noir que l'on consomme pilée ou germée.

**Graine de raifort**★★★ : graine de raifort que l'on consomme pilée ou germée.

**Graine de riz germée**★★★ : graine de riz que l'on consomme germée.

**Graine de roquette**★★★ : graine de roquette que l'on consomme pilée ou germée.

**Graine de sarrasin germée**★★★ : graine de sarrasin que l'on consomme germée.

**Graine de seigle germée**★★★ : graine de seigle que l'on consomme germée.

**Graine de sésame** : graine de sésame que l'on consomme pilée.

**Graine de tournesol**★★★ : graine de tournesol que l'on consomme grillée.

**Graisse à frire végétale**★★★ : graisses végétales en pain, huile de coprah et palmiste notamment, utilisées pour la friture.

**Graisse de canard**★★★ : graisse de canard pour confit.

**Graisse d'oie**★★★ : graisse d'oie pour confit.

**Grana** : voir « Parmesan ».

**Grape-fruit** : voir « Pomelo ».

**Grappa**★ : eau-de-vie de marc de raisin.
*Note : uniquement si l'alcool est utilisé dans un plat subissant une cuisson à découvert ! Ne pas boire de boisson alcoolisée !*

**Gras-double**★★ : produit de triperie préparé à partir de la panse de bœuf. Abat.
*Note : ne pas consommer plus de 120g environ de viande, poisson, œufs par jour !*

**Gratin**★★ : préparation culinaire recouverte de chapelure ou de fromage et cuite au four.

**Gratinée** : soupe à l'oignon saupoudrée de gruyère râpé et gratinée au four.

**Grattons**★★★ : résidus de la fonte de graisse animale salés et consommés froids.

**Grecque (à la)**★★★ : cuit dans une marinade d'huile d'olive et d'aromates, consommé froid.

**Grémille**★★: poisson d'eau douce à chair blanche.
*Note : ne pas consommer plus de 120g environ de viande, poisson, œufs par jour !*

**Grenade fraîche**★★★ : fruit du grenadier. Fruit exotique.

**Grenade séchée**★★ : grenade ayant subie une action de dessiccation au soleil. Fruit exotique.

**Grenadille au naturel**★★★ : voir « Grenadille fraîche ».

**Grenadille au sirop**★★ : grenadille pochée et conservée dans de l'eau très sucrée. Fruit exotique.

**Grenadille au sirop léger**★★★ : grenadille pochée et conservée dans de l'eau plus ou moins sucrée. Fruit exotique.

**Grenadille confite**★★ : grenadille conservée par remplacement de son eau de constitution par du sucre. Fruit exotique.

**Grenadille fraîche**★★★ : fruit comestible d'une passiflore. Fruit exotique.

**Grenadille séchée★★** : grenadille ayant subie une action de dessiccation au soleil. Fruit exotique.

**Grenadin★★** : tranche de veau piquée de lard et entourée d'une barde.
*Note : ne pas consommer plus de 120g environ de viande, poisson, œufs par jour !*

**Grenadine★★★** : sirop aromatisé de jus de fruits rouges et de vanille.

**Gressin★★** : petit pain blanc fait avec une pâte à l'œuf. Féculent.

**Gressin complet★★★** : petit pain complet fait avec une pâte à l'œuf. Féculent.

**Greubons★★★** : morceaux de gras restant après la cuisson d'une viande, que l'on fait frire et dont on garni un gâteau salé.

**Grignotine★★** : voir « Amuse-gueule ».

**Grillade★★** : tranche de viande ou poisson grillé.
*Note : ne pas consommer plus de 120g environ de viande, poisson, œufs par jour !*

**Grille-pain★★★** : appareil pour griller le pain.

**Grilletine★★★** : tranche de brioche grillée au four. Féculent.

**Griset★★** : voir « Daurade ».

**Grondin★★** : poisson marin à chair blanche.
*Note : ne pas consommer plus de 120g environ de viande, poisson, œufs par jour !*

**Groseille au naturel★★★** : voir « Groseille fraîche ».

**Groseille au sirop★★** : groseille pochée et conservée dans de l'eau très sucrée.

*114*

**Groseille au sirop léger**★★★ : groseille pochée et conservée dans de l'eau plus ou moins sucrée.

**Groseille confite**★★ : groseille conservée par remplacement de son eau de constitution par du sucre.

**Groseille fraîche**★★★ : fruit comestible du groseillier.

**Groseille séchée**★★ : groseille ayant subie une action de dessiccation au soleil.

**Gruau**★★★ : semoule de blé dur. Féculent.

**Gruyère** : fromage au lait de vache à pâte pressée cuite et à croûte lavée. Produit laitier.

**Guacamole**★★★ : préparation à base d'avocat, tomate, oignon, de crème fraîche et d'épices.

**Guignolet**★: liqueur de griotte.
*Note : uniquement si l'alcool est utilisé dans un plat subissant une cuisson à découvert ! Ne pas boire de boisson alcoolisée !*

**Guimauve**★★ : pâte molle et sucrée confectionnée avec de la racine de guimauve.

**Gyromitre**★★★ : champignon comestible uniquement après cuisson. Légume vert.

# H

**Ha**★★ : requin comestible.

*Note : ne pas consommer plus de 120g environ de viande, poisson, œufs par jour !*

**Haché (aliment)**★★ : aliment haché avant d'être consommé.
*Note : tout dépend de la nature de l'aliment haché !*

**Hachis**★★ : préparation culinaire de viande, de poisson, de légumes verts hachés.
*Note : ne pas consommer plus de 120g environ de viande, poisson, œufs par jour !*

**Hachis parmentier**★★ : préparation culinaire à base de viande hachée et de purée de pomme de terre gratinée au four.
*Note : ne pas consommer plus de 120g environ de viande, poisson, œufs par jour !*

**Haddock** : églefin fumé.

**Haggis**★★ : panse de mouton farcie avec la fressure de l'animal.
*Note : ne pas consommer plus de 120g environ de viande, poisson, œufs par jour !*

**Halbi**★ : boisson faite d'un mélange de pommes et de poires fermentées.

**Haliotide**★★ : voir « Ormeau ».

**Halite**★★ : voir « Sel de table».

**Halva**★★ : confiserie à base de farine, d'huile de sésame, de fruits secs et de miel.

**Hamburger(1)** : steak haché servi avec un petit pain rond. Viande rouge.

**Hamburger(2)**★★ : steak haché servi avec un œuf au plat. Viande rouge.
*Note : ne pas consommer plus de 120g environ de viande, poisson, œufs par jour !*

**Hampe de bœuf★★** : portion du diaphragme du bœuf. Viande rouge.
*Note : ne pas consommer plus de 120g environ de viande, poisson, œufs par jour !*

**Hareng★** : poisson gras marin.
*Note : ne pas consommer plus de 120g environ de viande, poisson, œufs par jour !*

**Hareng fumé** : hareng ayant subi le fumage.

**Hareng saur** : hareng salé puis séché à la fumée.

**Haricot azukis★** : voir « Haricot rouge ».

**Haricot beurre** : haricot de couleur jaune qui se consomme jeune. Légume vert.

**Haricot blanc★** : graine blanche, ou blanche et noire de haricot qui se consomme à pleine maturité. Féculent.

**Haricots blancs sauce tomate★** : haricots blancs cuisinés avec une sauce tomate.

**Haricot de lima★** : voir « Fève ».

**Haricot de mer★★★** : algue comestible.

**Haricot de mouton** : ragoût d'agneau aux haricots secs ou aux fèves.

**Haricot de soja★★★** : graine verte de soja. Légume vert.

**Haricot mungo★★★** : voir « Haricot de soja ».

**Haricot noir★** : graine noire de haricot qui se consomme à pleine maturité. Féculent.

**Haricot rosé★** : graine rosée après cuisson de haricot qui se consomme à pleine maturité. Féculent.

**Haricot rouge★** : graine rouge de haricot qui se consomme à pleine maturité. Féculent.

**Haricot sec★** : graine de haricot consommé à maturité tels pois cassé, soisson, coco, haricot blanc, haricot rouge, haricot rosé, haricot noir, lentille, pois chiche, flageolet, etc. Féculent.

**Haricot vert** : haricot de couleur vert ou violette, parfois vert strié de noir, ou brun, chocolat... qui se consomme jeune. Légume vert.

**Harissa★ ★ ★** : condiment à base de piment et d'huile.

**Hase★ ★** : voir « Lièvre».

**Hélianti★ ★ ★** : plante potagère dont on consomme le rhizome. Légume vert.

**Helvelle★ ★ ★** : champignon des bois comestible. Légume vert.

**Herbes (fines)★ ★ ★** : plantes odorantes et comestibles utilisées comme condiments : persil, aneth, cive, etc. (voir chaque dénomination séparément).

**Hereford★ ★** : voir « Bœuf ».

**Hijiki★ ★ ★** : algue noire comestible.

**Hochepot ★ ★** : voir « Pot-au-feu ».

**Homard★ ★** : crustacé marin très apprécié pour sa chair délicate.
*Note : ne pas consommer plus de 120g environ de viande, poisson, œufs par jour !*

**Hostie★ ★ ★** : pain eucharistique fait de farine sans levain. Féculent.

**Hot dog★ ★** : petit pain chaud accompagné d'une saucisse et enduit de moutarde.

*Note : ne pas consommer plus de 120g environ de viande, poisson, œufs par jour !*

**Hotu**★★ : poisson d'eau douce à chair blanche.
*Note : ne pas consommer plus de 120g environ de viande, poisson, œufs par jour !*

**Houmous** : mélange de tahini et de purée de pois cassés. Féculent.

**Huile d'amande**★★★ : corps gras issu de l'amande.

**Huile d'arachide**★★★ : corps gras issu de l'arachide.

**Huile d'argan**★★★ : corps gras issu de l'argane.

**Huile d'avocat**★★★: corps gras issu de l'avocat.

**Huile de cameline**★★★ : corps gras issu de la cameline.

**Huile de carthame**★★★ : corps gras issu du carthame.

**Huile de chanvre**★★★ : corps gras issu du chanvre.

**Huile de coco**★★★ : corps gras issu de la noix de coco.

**Huile de colza**★★★ : corps gras issu du colza.

**Huile de coprah**★★★ : corps gras issu de la noix de coco.

**Huile de coton**★★★ : corps gras issu du coton.

**Huile de foie de flétan**★★★ : corps gras issu du foie de flétan.

**Huile de foie de morue**★★★ : corps gras issu du foie de morue.

**Huile de friture**★★★ : mélange d'huiles végétales spécialement adapté à la friture.

**Huile de germe de blé★★★** : corps gras issu du germe de blé.

**Huile de graine de courge★★★** : corps gras issu de graines de courge.

**Huile de lin★★★** : corps gras issu des graines de lin.

**Huile de maïs★★★** : corps gras issu du maïs.

**Huile de noisette★★★** : corps gras issu de la noisette.

**Huile de noix★★★** : corps gras issu de la noix.

**Huile de noyaux★★★** : corps gras issu de divers noyaux de fruits.

**Huile de palme★★★** : corps gras issu du palmiste.

**Huile de palmiste★★★** : voir « Huile de palme ».

**Huile de paraffine★★★** : huile végétale non assimilable par le métabolisme.

**Huile de pépin de courge★★★** : corps gras issu de pépins de courge.

**Huile de pépin de raisin★★★** : corps gras issu de pépins de raisin.

**Huile de ricin★★★** : corps gras issu de graines de ricin.

**Huile de riz★★★** : corps gras issu du riz.

**Huile de sésame★★★** : corps gras issu des graines de sésame.

**Huile de soja★★★** : corps gras issu du soja.

**Huile de tournesol★★★** : corps gras issu des graines de tournesol.

**Huile d'œillette**★★★ : corps gras issu des graines de pavot.

**Huile d'olive extra vierge pressée à froid**★★★ : corps gras issu de l'olive de très grande qualité nutritionnelle.

**Huile d'olive standard**★★★ : corps gras issu de l'olive.

**Huître**★ : mollusque comestible.
*Note : ne pas consommer plus de 120g environ de viande, poisson, œufs par jour !*

**Hure**★ : charcuterie cuite à base de tête de porc.
*Note : ne pas consommer plus de 120g environ de viande, poisson, œufs par jour !*

**Hydne**★★★ : voir « Pied-de-mouton ». Champignon.

**Hydromel**★ : boisson alcoolique obtenue par la fermentation du miel dans de l'eau.

**Hyposodé**★★★★ : se dit d'un aliment très pauvre en sodium, donc en sel.

# I

**Icaque au sirop**★★ : icaque pochée et conservée dans de l'eau très sucrée. Fruit exotique.

**Icaque au sirop léger**★★★ : icaque pochée et conservée dans de l'eau plus ou moins sucrée. Fruit exotique.

**Icaque confit**★★ : icaque conservée par remplacement de son eau de constitution par du sucre. Fruit exotique.

**Icaque fraîche**★★★ : fruit comestible de l'icaquier. Fruit exotique.

**Igname**★★★ : plante potagère cultivée pour son rhizome. Légume vert.

**Ile flottante** : blanc en neige caramélisé déposé sur une crème anglaise, accompagné d'amandes grillées.

**Infusion**★★★ : liquide dans lequel on met une plante à infuser.

**Irish-coffee** : café additionné de whisky et nappé de crème fraîche.

# J

**Jambon blanc**★★ : jambon de porc cuit et désossé. Charcuterie.

**Jambon blanc à teneur réduite en sel**★★★ : jambon de porc cuit dans un bouillon allégé en sel et désossé. Charcuterie.

**Jambon braisé**★★ : jambon de porc cuit à l'étouffé dans un fond de braisage.

**Jambon de Paris**★★ : voir « Jambon blanc ». Charcuterie.

**Jambon de poulet**★★ : chair de poulet reconstituée en jambon puis coupé en fines tranches. Charcuterie.

**Jambon d'York**★★ : jambon de porc cuit avec os. Charcuterie.

**Jambon fumé** : jambon de porc cru salé puis fumé. Charcuterie.

**Jambonneau nature**★★★ : portion de la jambe située au dessus du genou.

**Jambonneau pané**★★★ : portion de la jambe située au dessus du genou et panée à la chapelure de blé. Charcuterie.

**Jambon sec** : jambon de porc cru salé puis séché. Charcuterie.

**Jambon végétal fumé** : produit végétarien à base de céréales et d'huile végétale.

**Jambose confite**★★ : jambose conservée par remplacement de son eau de constitution par du sucre. Fruit exotique.

**Jambose fraîche**★★★ : fruit du jambosier. Fruit exotique.

**Jambose séchée**★★ : jambose ayant subie une action de dessiccation au soleil. Fruit exotique.

**Jaque**★★★ : fruit du jaquier consommé cru comme légume.

**Jaque séché**★★★ : jaque ayant subi une action de dessiccation au soleil.

**Jardinière de légumes**★★★ : mélange de divers légumes verts et féculents coupés en petits morceaux.

**Jarret de bœuf**★★ : partie de la jambe située derrière l'articulation du genou du bœuf. Viande à bouillir. Viande rouge. *Note : ne pas consommer plus de 120g environ de viande, poisson, œufs par jour !*

**Jarret de veau**★★ : partie de la jambe située derrière l'articulation du genou du veau. Viande à bouillir. *Note : ne pas consommer plus de 120g environ de viande, poisson, œufs par jour !*

**Jaune d'œuf★★** : jaune de l'œuf.
*Note : ne pas consommer plus de 120g environ de viande, poisson, œufs par jour !*

**Jésus★** : gros saucisson sec. Charcuterie.
*Note : ne pas consommer plus de 120g environ de viande, poisson, œufs par jour !*

**Jeûne★★★** : privation d'aliment pendant une durée plus ou moins longue.

**Jonchée★★** : fromage de vache, de chèvre ou de brebis présenté dans un panier de jonc. Produit laitier.
*Note : pas plus de 30g de fromage par jour !*

**Joue de bœuf★★** : morceau de bœuf tendre cuit en sauce. Viande rouge.
*Note : ne pas consommer plus de 120g environ de viande, poisson, œufs par jour !*

**Jujube au naturel★★★** : voir « Jujube fraîche ». Fruit exotique.

**Jujube au sirop★★** : jujube pochée et conservée dans de l'eau très sucrée. Fruit exotique.

**Jujube au sirop léger★★★** : jujube pochée et conservée dans de l'eau plus ou moins sucrée. Fruit exotique.

**Jujube confite★★** : jujube conservée par remplacement de son eau de constitution par du sucre. Fruit exotique.

**Jujube fraîche★★★** : fruit du jujubier. Fruit exotique.

**Jujube séchée★★** : jujube ayant subie une action de dessiccation au soleil. Fruit exotique.

**Julienne★★** : voir « Lingue ».

**Julienne de légumes★★★** : mélange de légumes verts taillés en fin bâtonnets.

**Jumeau★★** : morceau de bœuf situé dans l'épaule. Viande rouge.
*Note : ne pas consommer plus de 120g environ de viande, poisson, œufs par jour !*

**Jument★★** : voir « Cheval ».

**Jus d'abricot★** : jus obtenu par simple pression d'abricots.

**Jus d'airelle★** : jus obtenu par simple pression d'airelles.

**Jus d'ananas★** : jus obtenu par simple pression d'ananas. Fruit exotique.

**Jus de baie d'aronia★** : jus obtenu par simple pression de baies d'aronia.

**Jus de baie de goji★** : jus obtenu par simple pression de baies de goji.

**Jus de banane★** : jus obtenu par simple pression de bananes. Fruit exotique.

**Jus de carotte** : jus obtenu par simple pression de carottes.

**Jus de céleri** : jus obtenu par simple pression de céleris.

**Jus de cerise★** : jus obtenu par simple pression de cerises.

**Jus de citron** : jus obtenu par simple pression de citrons.

**Jus de clémentine** : jus obtenu par simple pression de clémentines.

**Jus de cranberry★** : jus obtenu par simple pression de canneberges.

**Jus de figue de Barbarie★** : jus obtenu par simple pression de figues de Barbarie.

**Jus de fraise** : jus obtenu par simple pression de fraises.

**Jus de framboise★** : jus obtenu par simple pression de framboises.

**Jus de fruit avec pulpe★** : jus de fruit 100% pur jus ayant conservé sa pulpe.
*Note : certains jus de fruits ne seront pas consommés !*

**Jus de fruit 100% pur jus fraîchement pressé (tous fruits confondus)★** : jus de fruit obtenu par simple pression des fruits, sans adjonction d'aucune sorte, sucre ou additif (colorant, arôme, conservateur...) et bu sans attente.
*Note : certains jus de fruits ne seront pas consommés !*

**Jus de fruit 100% pur jus industriel (tous fruits confondus)★** : jus de fruit obtenu industriellement par simple pression des fruits, sans adjonction d'aucune sorte, sucre ou additif (colorant, arôme, conservateur...)
*Note : certains jus de fruits ne seront pas consommés !*

**Jus de fruit concentré★** : jus de fruit reconstitué à partir de jus de fruit et d'eau.
*Note : certains jus de fruits ne seront pas consommés !*

**Jus de fruit de la passion★** : jus obtenu par simple pression de fruits de la passion. Fruit exotique.

**Jus de fruits rouges★** : jus obtenu par simple pression de fruits rouges.

**Jus de fruit sans pulpe★** : jus de fruit 100% pur jus sans sa pulpe.
*Note : certains jus de fruits ne seront pas consommés !*

**Jus de goyave★** : jus obtenu par simple pression de goyaves. Fruit exotique.

**Jus de grenade★** : jus obtenu par simple pression de grenades. Fruit exotique.

**Jus de kiwi★** : jus obtenu par simple pression de kiwis.

**Jus de légume 100% pur jus industriel (tous légumes verts confondus)★★** : jus de légumes verts obtenu industriellement par simple pression des légumes, sans adjonction d'aucune sorte.
*Note : certains jus de légumes ne seront pas consommés !*

**Jus de légume 100% pur jus fraîchement pressé (tous légumes verts confondus)★★** : jus de légumes verts obtenu par simple pression des légumes, sans adjonction d'aucune sorte et bu sans attente.
*Note : certains jus de légumes ne seront pas consommés !*

**Jus de litchi★** : jus obtenu par simple pression de litchis. Fruit exotique.

**Jus de mandarine** : jus obtenu par simple pression de mandarines.

**Jus de mangue★** : jus obtenu par simple pression de mangues. Fruit exotique.

**Jus de mangoustan★** : jus obtenu par simple pression de mangoustans. Fruit exotique.

**Jus de myrtille★** : jus obtenu par simple pression de myrtilles.
**Jus de pamplemousse** : jus obtenu par simple pression de pamplemousses.

**Jus de pamplemousse rose** : jus obtenu par simple pression de pamplemousses roses.

**Jus de papaye★** : jus obtenu par simple pression de papayes. Fruit exotique.

**Jus de pastèque★** : jus obtenu par simple pression de pastèques.

**Jus de pêche★** : jus obtenu par simple pression de pêches.

**Jus de persil** : jus obtenu par simple pression du persil.

**Jus de poire★** : jus obtenu par simple pression de poires.

**Jus de pomme★** : jus obtenu par simple pression de pommes.

**Jus de pruneau★** : jus obtenu par simple pression de pruneaux.

**Jus de raisin★** : jus obtenu par simple pression de raisins.

**Jus de tomate★★★** : jus obtenu par simple pression de tomates.

**Jus de viande★★★** : suc résultant de la cuisson d'une viande ou d'une volaille.

**Jus d'orange** : jus obtenu par simple pression d'oranges.

**Jus d'orange sanguine** : jus obtenu par simple pression d'oranges sanguines.

**Jus multivitaminé** : mélange de jus de fruits avec une prédominance pour les jus de pomme et d'orange.

**Kaki au naturel★★★** : voir « Kaki frais ».

**Kaki au sirop**★★ : kaki poché et conservé dans de l'eau très sucrée.

**Kaki au sirop léger**★★★ : kaki poché et conservé dans de l'eau plus ou moins sucrée.

**Kaki confit**★★ : kaki conservé par remplacement de son eau de constitution par du sucre.

**Kaki frais**★★★ : fruit du plaqueminier.

**Kaki séché**★★ : kaki ayant subi une action de dessiccation au soleil.

**Kangourou (viande de... tous morceaux confondus)**★★ : viande apparentée à celle du bœuf. Viande rouge.
*Note : ne pas consommer plus de 120g environ de viande, poisson, œufs par jour !*

**Kaoliang**★★ : voir « Sorgho ».

**Kéfir**★ : boisson fermentée gazeuse obtenue à partir du lait de vache, de chèvre, de brebis ou de chamelle. Produit laitier.

**Kelp**★★★ : algue comestible, varech.

**Ketchup**★★★ : sauce épaisse à base de tomate et de sucre, de saveur piquante.

**Ketchup sans sucre**★★★ : sauce épaisse à base de tomate et d'édulcorant, de saveur piquante.

**Kig ha fars**★★★ : potée dans laquelle on fait cuire une préparation à base de froment ou de blé noir. Féculent.

**Kipper** : hareng étêté, ouvert et fumé.

**Kir**★ : vin blanc additionné de liqueur de cassis.

**Kir royal**★ : champagne additionné de liqueur de cassis.

**Kirsch★** : eau-de-vie de cerise.
*Note : uniquement si l'alcool est utilisé dans un plat subissant une cuisson à découvert ! Ne pas boire de boisson alcoolisée !*

**Kiwi au naturel★★★** : voir « Kiwi frais ».

**Kiwi au sirop★★** : kiwi poché et conservé dans de l'eau très sucrée.

**Kiwi au sirop léger★★★** : kiwi poché et conservé dans de l'eau plus ou moins sucrée.

**Kiwi confit★★** : kiwi conservé par remplacement de son eau de constitution par du sucre.

**Kiwi frais★★★** : fruit de l'actinidia.

**Kiwi séché★★** : kiwi ayant subi une action de dessiccation au soleil.

**Kombu ★★★**: algue comestible.

**Kouglof★★** : brioche aux raisins secs en forme de couronne.

**Kouign-amann★★** : galette riche en beurre et en sucre, caramélisée sur le dessus.

**Koulibiac★★** : pâté brioché et farci de poisson, de viande, de chou.
*Note : ne pas consommer plus de 120g environ de viande, poisson, œufs par jour !*

**Koumis★** : boisson fermentée à base de lait de vache, de jument ou de chamelle. Produit laitier.

**Kummel★** : liqueur à base de cumin.
*Note : uniquement si l'alcool est utilisé dans un plat subissant une cuisson à découvert ! Ne pas boire de boisson alcoolisée !*

**Kumquat au naturel★★★** : voir « Kumquat frais ».

**Kumquat au sirop★★** : kumquat poché et conservé dans de l'eau très sucrée.

**Kumquat au sirop léger★★★** : kumquat poché et conservé dans de l'eau plus ou moins sucrée.

**Kumquat confit★★** : kumquat conservé par remplacement de son eau de constitution par du sucre.

**Kumquat frais** : petit fruit issu du kumquat, agrume jaune.

**Kumquat séché★★★** : kumquat ayant subi une action de dessiccation au soleil.

**Kwas★** : boisson alcoolique obtenue à partir de farine d'orge ou de seigle fermentée.

# L

**Labre★★** : voir « Vieille ».

**Lactaire★★★** : champignon dont la plupart sont comestibles. Légume vert.

**Laguiole** : fromage au lait cru de vache voisin du cantal. Produit laitier.

**Laie★★** : voir « Sanglier ».

**Lait concentré sucré★**: transformation agroalimentaire du lait issue de l'industrie conditionnée en boîte métallique ou en tube et sucré.

**Lait cru★** : lait d'animal brut n'ayant subi aucun traitement ni thermique, ni de filtration.

**Lait d'amande** : lait végétal issu de l'amande. Sans lactose.

**Lait d'ânesse★** : lait entier issu de l'ânesse.

**Lait d'arachide★★★★** : lait végétal issu de l'arachide. Sans lactose.

**Lait d'avoine★★** : lait végétal issu de l'avoine. Sans lactose.

**Lait de brebis demi-écrémé★** : lait de brebis ayant subi un écrémage partiel.

**Lait de brebis demi-écrémé en poudre sans sucre★** : lait de brebis demi-écrémé déshydraté sans ajout de sucre.

**Lait de brebis demi-écrémé en poudre sucré★** : lait de brebis demi-écrémé déshydraté avec ajout de sucre.

**Lait de brebis écrémé sans sucre★** : lait de brebis écrémé déshydraté sans ajout de sucre.

**Lait de brebis écrémé en poudre sans sucre★** : lait de brebis écrémé déshydraté sans ajout de sucre.

**Lait de brebis écrémé en poudre sucré★** : lait de brebis écrémé déshydraté avec ajout de sucre.

**Lait de brebis entier★** : lait de brebis n'ayant subi aucun écrémage.

**Lait de brebis entier en poudre sans sucre★** : lait de brebis entier déshydraté sans ajout de sucre.

**Lait de brebis entier en poudre sucré★** : lait de brebis entier déshydraté avec ajout de sucre.

**Lait de chanvre★★** : lait végétal issu du chanvre. Sans lactose.

**Lait de châtaigne★** : lait végétal issu de la châtaigne. Sans lactose.

**Lait de chèvre demi-écrémé★** : lait issu de la chèvre ayant subi un écrémage partiel.

**Lait de chèvre demi-écrémé en poudre sans sucre★** : lait de chèvre demi-écrémé déshydraté sans ajout de sucre.

**Lait de chèvre demi-écrémé en poudre sucré★** : lait de chèvre demi-écrémé déshydraté avec ajout de sucre.

**Lait de chèvre écrémé★** : lait de chèvre ayant subi un écrémage total.

**Lait de chèvre écrémé en poudre sans sucre★** : lait de chèvre écrémé déshydraté sans ajout de sucre.

**Lait de chèvre écrémé en poudre sucré★** : lait de chèvre écrémé déshydraté avec ajout de sucre.

**Lait de chèvre entier★** : lait de chèvre n'ayant subi aucun écrémage.

**Lait de chèvre entier en poudre sans sucre★** : lait de chèvre entier déshydraté sans ajout de sucre sans ajout de sucre.

**Lait de chèvre entier en poudre sucré★** : lait de chèvre entier déshydraté avec ajout de sucre.

**Lait de coco★★** : lait végétal issu de la noix de coco. Sans lactose.

**Lait de femme★** : lait issu de la femme.

**Lait de graines de sésame** : lait végétal issu des graines de sésame. Sans lactose.

**Lait de graines de tournesol★★** : lait végétal issu des graines de tournesol. Sans lactose.

*133*

**Lait de horchata de chufa★★** : boisson sucrée élaborée à partir de tubercules de souchet. Sans lactose.

**Lait de jument★** : lait entier issu de la jument.

**Lait de kamut★★** : lait végétal issu du blé Kamut. Sans lactose.

**Lait de lupin★★** : lait végétal issu de la graine de lupin. Sans lactose.

**Lait demi-écrémé délactosé★** : lait demi-écrémé de mammifère dépourvu de lactose.

**Lait de millet★★** : lait végétal issu du millet. Sans lactose.

**Lait de noisette★★:** lait végétal issu de la noisette. Sans lactose.

**Lait de noix de cajou★★** : lait végétal issu de la noix de cajou. Sans lactose.

**Lait d'épeautre★★** : lait végétal issu de l'épeautre. Sans lactose.

**Lait de pistache★★** : lait végétal issu de la pistache. Sans lactose.

**Lait de pois★★** : lait végétal issu du pois. Sans lactose.

**Lait de poule★** : boisson sucrée préparée en délayant un jaune d'œuf de poule dans un verre de lait.

**Lait de quinoa★** : lait végétal issu du quinoa. Sans lactose.

**Lait de renne★** : lait entier issu du renne.

**Lait de riz★★** : lait végétal issu du riz. Sans lactose.

**Lait de sarrasin★★** : lait végétal issu du sarrasin. Sans lactose.

**Lait de seigle★★** : lait végétal issu du seigle. Sans lactose.

**Lait de soja★★** : lait végétal issu du soja. Sans lactose.

**Lait de soya★★** : voir « Lait de soja ».

**Lait de vache demi-écrémé★** : lait issu de la vache ayant subi un écrémage partiel.

**Lait de vache demi-écrémé en poudre sans sucre★** : lait de vache demi-écrémé déshydraté sans ajout de sucre.

**Lait de vache demi-écrémé en poudre sucré★** : lait de vache demi-écrémé déshydraté avec ajout de sucre.

**Lait de vache écrémé★** : lait de vache ayant subi un écrémage total.

**Lait de vache écrémé en poudre sans sucre★** : lait de vache écrémé déshydraté sans ajout de sucre.

**Lait de vache écrémé en poudre sucré★** : lait de vache écrémé déshydraté avec ajout de sucre.

**Lait de vache entier★** : lait de vache n'ayant subi aucun écrémage.

**Lait de vache entier en poudre sans sucre★** : lait de vache entier déshydraté sans ajout de sucre.

**Lait de vache entier en poudre sucré★** : lait de vache entier déshydraté avec ajout de sucre.

**Lait d'orge★★** : lait végétal issu de l'orge. Sans lactose.

**Lait écrémé délactosé★** : lait écrémé de mammifère dépourvu de lactose.

**Lait entier délactosé★** : lait entier de mammifère dépourvu de lactose.

**Lait en tube★** : voir « Lait concentré sucré ».

**Lait pasteurisé★** : lait ayant subi un traitement thermique de 72°C à 85°C pendant 15 secondes puis refroidissement rapide.

**Lait pour nourrisson★** : préparation alimentaire destinée à remplacer le lait maternel humain, dans le cas où la mère ne peut ou ne souhaite pas allaiter son enfant.

**Lait stérilisé UHT★** : lait ayant subi un traitement thermique de 115°C pendant 15 secondes puis refroidissement rapide.

**Laitue★★★** : plante potagère annuelle que l'on consomme en salade. Légume vert.

**Laitue de mer★★★** : voir « Ulve ».

**Lait végétal** : lait issu de végétaux divers. Tous dépourvus de lactose. Voir pour chaque lait végétal séparément.

**Lamproie★★** : poisson de rivière à chair blanche.
*Note : ne pas consommer plus de 120g environ de viande, poisson, œufs par jour !*

**Lançon★★** : voir « Equille ».

**Langouste★★** : crustacé marcheur très apprécié pour sa chair.
*Note : ne pas consommer plus de 120g environ de viande, poisson, œufs par jour !*

**Langoustine★★** : crustacé de la taille d'une grosse écrevisse.
*Note : ne pas consommer plus de 120g environ de viande, poisson, œufs par jour !*

**Langres★★** : fromage au lait de vache à pâte molle et fermentée.
*Note : pas plus de 30g de fromage par jour !*

**Langue de bœuf**★★ : langue de bœuf consommée bouillie. Abat.
*Note : ne pas consommer plus de 120g environ de viande, poisson, œufs par jour !*

**Langue-de-chat**★★★ : petit biscuit sec en forme de languette arrondie.

**Langue de porc**★★ : langue de porc consommée bouillie. Abat.
*Note : ne pas consommer plus de 120g environ de viande, poisson, œufs par jour !*

**Lapin**★★ : mammifère herbivore.
*Note : ne pas consommer plus de 120g environ de viande, poisson, œufs par jour !*

**Lapin de garenne**★★ : lapin sauvage. Gibier.
*Note : ne pas consommer plus de 120g environ de viande, poisson, œufs par jour !*

**Laqué (canard)**★★ : canard enduit, entre deux cuissons, d'une sauce aigre-douce.
*Note : ne pas consommer plus de 120g environ de viande, poisson, œufs par jour !*

**Laqué (porc)**★★ : porc enduit, entre deux cuissons, d'une sauce aigre-douce.
*Note : ne pas consommer plus de 120g environ de viande, poisson, œufs par jour !*

**Lard**★★ : morceau adipeux du porc.
*Note : ne pas consommer plus de 120g environ de viande, poisson, œufs par jour !*

**Lard de poitrine fumé** : morceau de poitrine de porc salée et fumée.

**Lard de poitrine nature**★★ : morceau de poitrine de porc nature.

*Note : ne pas consommer plus de 120g environ de viande, poisson, œufs par jour !*

**Larder**★★ : piquer une viande de petits morceaux de lard.
*Note : ne pas consommer plus de 120g environ de viande, poisson, œufs par jour !*

**Lardon fumé** : petit morceau de lard salé et fumé pour accommoder un plat.

**Lardon nature**★★ : petit morceau de lard nature pour accommoder un plat.
*Note : ne pas consommer plus de 120g environ de viande, poisson, œufs par jour !*

**Lasagne(1)**★★ : pâte alimentaire en large plaque plate. Féculent.

**Lasagne(2)**★★ : plat alimentaire à base de pâte, de sauce tomate, de viande de bœuf hachée et de béchamel, puis gratiné au four. Féculent.
*Note : ne pas consommer plus de 120g environ de viande, poisson, œufs par jour !*

**Lasagne complète**★★★ : pâte alimentaire à base de farine complète en large plaque plate. Féculent.

**Laurier-sauce**★★★ : feuille condimentaire et aromatique.

**Légume confit**★★★ : légume vert conservé dans du vinaigre.
*Note : pas de carotte, céleri, asperge, betterave, bette, haricot vert et beurre !*

**Légume vert**★★★ : plante potagère dont on consomme selon les variétés les feuilles, les cardes, les tiges, les racines ou les fruits. Voir chaque légume vert séparément.
*Note : pas de carotte, céleri, asperge, betterave, bette, haricot vert et haricot beurre !*

**Légume vert frais cuisiné en conserve★★★** : légume vert frais, ayant subi des traitements industriels divers avant sa mise en conserve.
*Note : pas de carotte, céleri, asperge, betterave, oseille, bette, haricot vert et haricot beurre !*

**Légume vert frais en conserve non cuisiné★★★** : légume vert frais, blanchi puis conservé dans de la saumure et mis en conserve.
*Note : pas de carotte, céleri, asperge, betterave, oseille, bette, haricot vert et haricot beurre !*

**Légume sec★** : graine des légumineuses (lentille, haricot blanc, soisson, coco, fève, pois chiche, pois cassé, haricot rouge, haricot noir, lupin, mogette, vesce commune, etc.) consommée à maturité. Voir chaque légume sec séparément. Féculent.

**Légumineuse★** : voir « Légume sec ».

**Lentille★** : plante annuelle cultivée pour ses graines qui est un légume sec. Féculent.

**Lépiote★★★** : champignon comestible. Légume vert.

**Levain★★★** : morceau de pâte en cours de fermentation qui est mélangé à la pâte du pain pour la faire lever et fermenter.

**Levure chimique★★★** : mélange de produits chimiques utilisé en pâtisserie et en biscuiterie pour faire lever la pâte.

**Levure de bière★★★** : champignons microscopiques unicellulaires.

**Levure de boulanger★★★** : champignons unicellulaires microscopiques utilisés pour la fermentation de la pâte à pain.

**Levure de riz rouge★★★** : champignons microscopiques cultivés sur le riz.

**Levure maltée★★★** : levure obtenue à partir du malt d'orge.

Liégeois (café) - Litchi au sirop léger

**Liégeois (café)**★ : glace au café nappée de crème Chantilly.

**Liégeois (chocolat)**★ : glace au chocolat nappée de crème Chantilly.

**Lieu (noir)**★★ : voir « Colin ».

**Lièvre**★★ : variété de lapin sauvage. Gibier.
*Note : ne pas consommer plus de 120g environ de viande, poisson, œufs par jour !*

**Limande**★★ : poisson plat marin à chair blanche.
*Note : ne pas consommer plus de 120g environ de viande, poisson, œufs par jour !*

**Lime** : voir « Citron ».

**Limette** : voir « Citron ».

**Limonade**★★★ : boisson gazeuse à base de sucre, d'essence de citron et de gaz carbonique.

**Lingue**★★ : poisson marin à chair blanche.
*Note : ne pas consommer plus de 120g environ de viande, poisson, œufs par jour !*

**Liqueur**★ : boisson alcoolisée forte.
*Note : uniquement si l'alcool est utilisé dans un plat subissant une cuisson à découvert ! Ne pas boire de boisson alcoolisée !*

**Lisette**★★ : voir « Maquereau frais ».

**Litchi au naturel**★★★ : voir « Litchi frais ».

**Litchi au sirop**★★ : litchi poché et conservé dans de l'eau très sucrée. Fruit exotique.

**Litchi au sirop léger**★★★ : litchi poché et conservé dans de l'eau plus ou moins sucrée. Fruit exotique.

**Litchi confit★★** : litchi conservé par remplacement de son eau de constitution par du sucre. Fruit exotique.

**Litchi frais★★★** : fruit du lychee. Fruit exotique.

**Litchi séché★★** : litchi ayant subi une action de dessiccation au soleil. Fruit exotique.

**Littorine** : voir « Bigorneau ».

**Livarot★★:** fromage au lait de vache à pâte molle et à croûte lavée. Produit laitier.
*Note : pas plus de 30g de fromage par jour !*

**Livèche★★★★** : plante dont on consomme les graines et les feuilles fraîches. Légume vert.

**Loche★★** : petit poisson d'eau douce à chair blanche.
*Note : ne pas consommer plus de 120g environ de viande, poisson, œufs par jour !*

**Loche marin★★** : poisson marin à chair blanche.
*Note : ne pas consommer plus de 120g environ de viande, poisson, œufs par jour !*

**Longane au naturel★★★** : voir « Longane fraîche ».

**Longane au sirop★★** : longane pochée et conservée dans de l'eau très sucrée. Fruit exotique.

**Longane au sirop léger★★★** : longane pochée et conservée dans de l'eau plus ou moins sucrée. Fruit exotique.

**Longane confite★★** : longane conservée par remplacement de son eau de constitution par du sucre. Fruit exotique.

**Longane fraîche★★★:** fruit du longanier. Fruit exotique.

**Longane séchée★★** : longane ayant subie une action de dessiccation au soleil. Fruit exotique.

**Longe de porc★★** : viande de porc correspondant à la partie supérieure des régions cervicale, lombaire et sacrée.
*Note : ne pas consommer plus de 120g environ de viande, poisson, œufs par jour !*

**Longe de veau★★** : viande de veau correspondant à la partie supérieure des régions cervicale, lombaire et sacrée.
*Note : ne pas consommer plus de 120g environ de viande, poisson, œufs par jour !*

**Longeole★** : grosse saucisse de porc. Charcuterie.
*Note : ne pas consommer plus de 120g environ de viande, poisson, œufs par jour !*

**Longuet★★** : petit pain blanc long et mince. Féculent.

**Longuet complet★★★** : petit pain complet long et mince. Féculent.

**Lotte★★** : poisson marin ou d'eau douce à chair blanche.
*Note : ne pas consommer plus de 120g environ de viande, poisson, œufs par jour !*

**Loukoum** : confiserie orientale très sucrée faite d'une pâte parfumée aux amandes, à la pistache,

**Maasdam** : fromage à pâte dure au lait de vache.

**Macaron** : petit gâteau rond moelleux, à base d'amandes, de blancs d'œufs et de sucre.

**Macaroni★★** : pâte alimentaire de semoule de blé dur, moulée en tubes. Féculent.

**Macaroni complet★★★** : pâte alimentaire de semoule de blé complet, moulée en tubes. Féculent.

**Macédoine★★★** : mélange de légumes verts ou de fruits coupés en morceaux.

**Maceron★★★** : plante dont on consomme les jeunes pousses blanchies. Légume vert.

**Mâche★★★** : plante potagère dont on consomme les feuilles en salade. Légume vert.

**Macis★★★** : capsule et écorce de la noix de muscade utilisés comme condiment.

**Macreuse★★** : morceau du bœuf constitué par les muscles de l'épaule à mijoter ou à bouillir. Viande rouge.
*Note : ne pas consommer plus de 120g environ de viande, poisson, œufs par jour !*

**Madeleine★★★**: petit gâteau en forme de coquille bombée.

**Madeleine sans gluten★★★** : petit gâteau en forme de coquille bombée à base de farine sans gluten.

**Madère★** : vin muté.
*Note : uniquement si l'alcool est utilisé dans un plat subissant une cuisson à découvert ! Ne pas boire de boisson alcoolisée !*

**Mafé★★** : ragoût de viande ou de poisson dans une sauce à l'arachide.
*Note : ne pas consommer plus de 120g environ de viande, poisson, œufs par jour !*

**Magret★★** : filet de chair de canard. Viande rouge.
*Note : ne pas consommer plus de 120g environ de viande, poisson, œufs par jour !*

**Maigre (viande ou poisson)**★★ : viande ou poisson très peu gras.
*Note : ne pas consommer plus de 120g environ de viande, poisson, œufs par jour !*

**Maigre**★★ : poisson marin à chair blanche.
*Note : ne pas consommer plus de 120g environ de viande, poisson, œufs par jour !*

**Maïs doux en grain**★★★ : céréale dont on consomme les grains cuits. Féculent. Sans gluten.

**Maïs pop corn**★★★ : grain de maïs soufflé plus ou moins sucré. Sans gluten.

**Maïzena**★★★ : voir « Farine de maïs ». Sans gluten.

**Mandarine au naturel**★★★ : voir « Mandarine fraîche ».

**Mandarine au sirop**★★ : mandarine pochée et conservée dans de l'eau très sucrée.

**Mandarine au sirop léger**★★★ : mandarine pochée et conservée dans de l'eau plus ou moins sucrée.

**Mandarine confite**★★ : mandarine conservée par remplacement de son eau de constitution par du sucre.

**Mandarine fraîche**★★★ : fruit du mandarinier.

**Mandarine séchée**★★ : mandarine ayant subie une action de dessiccation au soleil.

**Mangoustan au naturel**★★★ : voir « Mangoustan frais ».

**Mangoustan au sirop**★★ : mangoustan poché et conservé dans de l'eau très sucrée. Fruit exotique.

**Mangoustan au sirop léger**★★★ : mangoustan poché et conservé dans de l'eau plus ou moins sucrée. Fruit exotique.

**Mangoustan confit**★★ : mangoustan conservé par remplacement de son eau de constitution par du sucre. Fruit exotique.

**Mangoustan frais**★★★ : fruit du mangoustanier. Fruit exotique.

**Mangoustan séché**★★ : mangoustan ayant subi une action de dessiccation au soleil. Fruit exotique.

**Mangue au naturel**★★★ : voir « Mangue fraîche».

**Mangue au sirop**★★ : mangue pochée et conservée dans de l'eau très sucrée. Fruit exotique.

**Mangue au sirop léger**★★★ : mangue pochée et conservée dans de l'eau plus ou moins sucrée. Fruit exotique.

**Mangue confite**★★ : mangue conservée par remplacement de son eau de constitution par du sucre. Fruit exotique.

**Mangue fraîche**★★★ : fruit du manguier. Fruit exotique.

**Mangue séchée**★★ : mangue ayant subie une action de dessiccation au soleil. Fruit exotique.

**Manioc**★★★ : voir « Tapioca ».

**Maquée** : voir « Fromage blanc ».

**Maquereau à la moutarde**★★ : conserve de filets de maquereaux à la sauce moutarde.
*Note : ne pas consommer plus de 120g environ de viande, poisson, œufs par jour !*

**Maquereau à la sauce escabèche**★★ : conserve de filets de maquereaux à la sauce escabèche.
*Note : ne pas consommer plus de 120g environ de viande, poisson, œufs par jour !*

**Maquereau à la sauce tomate**★★ : conserve de filets de maquereaux à la sauce tomate.
*Note : ne pas consommer plus de 120g environ de viande, poisson, œufs par jour !*

**Maquereau au citron**★★ : conserve de filets de maquereaux au citron.
*Note : ne pas consommer plus de 120g environ de viande, poisson, œufs par jour !*

**Maquereau au muscadet**★★ : conserve de filets de maquereaux marinés au muscadet.
*Note : ne pas consommer plus de 120g environ de viande, poisson, œufs par jour !*

**Maquereau au vin blanc**★★ : conserve de filets de maquereaux marinés dans du vin blanc sec.
*Note : ne pas consommer plus de 120g environ de viande, poisson, œufs par jour !*

**Maquereau frais**★★ : poisson gras marin fraîchement pêché.
*Note : ne pas consommer plus de 120g environ de viande, poisson, œufs par jour !*

**Maquereau grillé nature en conserve**★★ : conserve de filets de maquereaux nature grillés.
*Note : ne pas consommer plus de 120g environ de viande, poisson, œufs par jour !*

**Maracudja** : voir « Fruit de la passion ».

**Marasquin**★ : eau-de-vie de cerise amère.
*Note : uniquement si l'alcool est utilisé dans un plat subissant une cuisson à découvert ! Ne pas boire de boisson alcoolisée !*

**Marc**★ : eau-de-vie de marc de raisin.
*Note : uniquement si l'alcool est utilisé dans un plat subissant une cuisson à découvert ! Ne pas boire de boisson alcoolisée !*

**Marengo (viande à la)★★** : veau ou poulet en morceaux et cuit dans une sauce à base de vin blanc, de tomates et de champignons.
*Note : ne pas consommer plus de 120g environ de viande, poisson, œufs par jour !*

**Marennes★** : voir « Huître ».

**Margarine★★★** : matières grasses alimentaires d'origine végétale.
*Note : pas de margarine salée si possible !*

**Margarine allégée en matières grasses★★★** : matières grasses alimentaires d'origine végétale à teneur réduite en graisse.
*Note : pas de margarine salée si possible !*

**Margarine demi-sel★** : matières grasses alimentaires d'origine végétale salées.

**Margarine sans gluten★★★** : matières grasses alimentaires d'origine végétale sans gluten.
*Note : pas de margarine salée si possible !*

**Margarine sans huile de palme★★★** : matières grasses alimentaires d'origine végétale sans huile de palme.
*Note : pas de margarine salée si possible !*

**Margarine sans lactose★★★** : matières grasses alimentaires d'origine végétale sans lactose.
*Note : pas de margarine salée si possible !*

**Margarine sans sel★★★** : matières grasses alimentaires d'origine végétale sans sel.

**Margose à piquant★★★** : plante potagère dont on consomme les fruits verts. Légume vert.

**Marinade**★★★ : mélange liquide aromatique composé de vinaigre, sel, épices, etc. dans laquelle on laisse macérer de la viande ou du poisson.

**Marinière (moules à la)**★ : moules cuites dans du vin blanc sec, des oignons et des fines herbes.
*Note : ne pas consommer plus de 120g environ de viande, poisson, œufs par jour !*

**Marmelade**★★★ : compote de fruits coupés en morceaux et cuits avec du sucre jusqu'à l'obtention d'une purée.

**Maroilles**★★ : fromage au lait cru de vache à pâte molle et à croûte lavée. Produit laitier.
*Note : pas plus de 30g de fromage par jour !*

**Marquise**★ : dessert glacé, entre la mousse et le parfait, servi avec une crème anglaise.

**Marron**★ : voir « Châtaigne ».

**Marron glacé** : marron confit dans du sucre et glacé au sirop.

**Marshmallow**★★ : guimauve molle enrobée de sucre glace et d'amidon.

**Mascarpone**★★ : fromage frais italien au lait de vache très crémeux. Produit laitier.
*Note : pas plus de 30g de fromage par jour !*

**Massepain** : petit biscuit rond fait avec des amandes, du sucre et des blancs d'œufs.

**Maté**★★★ : infusion de feuilles de houx d'Amérique torréfiées.

**Matefaim**★★★ : crêpe très épaisse. Féculent.

**Matelote**★★ : préparation faite de poissons coupés en morceaux et cuits dans du vin avec des oignons.

*Note : ne pas consommer plus de 120g environ de viande, poisson, œufs par jour !*

**Mauresque★** : pastis additionné de sirop d'orgeat.

**Mayonnaise★★★** : sauce froide composée d'une émulsion de jaunes d'œufs, de moutarde et d'huile.

**Mayonnaise allégée★★★** : sauce froide composée d'une émulsion de jaunes d'œufs, de moutarde et d'huile, allégée en matières grasses.

**Méditerranéen (régime)★★★** : voir « Crétois (régime) ».

**Mélasse★★★** : résidu de la fabrication du sucre.

**Mélisse★★★** : plante aromatique condimentaire.

**Melon au naturel★★★** : voir « Melon frais».

**Melon au sirop★★** : melon poché et conservé dans de l'eau très sucrée.

**Melon au sirop léger★★★** : melon poché et conservé dans de l'eau plus ou moins sucrée.

**Melon confit★★** : melon conservé par remplacement de son eau de constitution par du sucre.

**Melon frais★★★** : fruit issu de la famille des cucurbitacées.

**Melon séché★★** : melon ayant subi une action de dessiccation au soleil.

**Melon d'eau** : voir « Pastèque ».

**Menthe★★★** : plante aromatique condimentaire.

**Merguez★★** : saucisse fraîche pimentée à base de bœuf ou de bœuf et de mouton. Charcuterie.

*Note : ne pas consommer plus de 120g environ de viande, poisson, œufs par jour !*

**Meringue**★★★ : pâtisserie légère à base de blanc d'œuf battu et de sucre puis cuite au four.

**Merlan(1)**★★ : poisson marin à chair blanche.
*Note : ne pas consommer plus de 120g environ de viande, poisson, œufs par jour !*

**Merlan(2)**★★ : voir « Bifteck ». Viande rouge.

**Merlu**★★ : voir « Colin ».

**Mérou**★★ : poisson marin des eaux chaudes à chair blanche.
*Note : ne pas consommer plus de 120g environ de viande, poisson, œufs par jour !*

**Mesclun**★★★ : mélange de divers et jeunes plants de salades et de plantes aromatiques. Légume vert.

**Mie de pain blanc**★★ : pain à base de farine blanche sans sa croûte. Féculent.

**Mie de pain complet**★★★ : pain à base de farine complète sans sa croûte. Féculent.

**Miel**★★★ : substance très sucrée produite par les abeilles.

**Milanaise (poisson à la)**★★ : poisson pané à l'œuf et frit.
*Note : ne pas consommer plus de 120g environ de viande, poisson, œufs par jour !*

**Milanaise (viande à la)**★★ : viande panée à l'œuf et frite.
*Note : ne pas consommer plus de 120g environ de viande, poisson, œufs par jour !*

**Mille-feuille**★★ : gâteau de pâte feuilletée garni de pâte pâtissière.

**Milliasse★★** : bouillie de farine de maïs blutée refroidie puis mise à griller. Féculent. Sans gluten.

**Milliasse complète★★★** : bouillie de farine de maïs complète refroidie puis mise à griller. Féculent. Sans gluten.

**Mimolette** : fromage au lait de vache à pâte dure. Produit laitier.

**Minestrone★★★** : soupe aux légumes et au lard additionnée de pâtes ou de riz.

**Mirabelle(2)★** : eau-de-vie de mirabelle.
*Note : uniquement si l'alcool est utilisé dans un plat subissant une cuisson à découvert ! Ne pas boire de boisson alcoolisée !*

**Mirabelle au naturel★★★** : voir « Mirabelle fraîche».

**Mirabelle au sirop★★** : mirabelle pochée et conservée dans de l'eau très sucrée.

**Mirabelle au sirop léger★★★** : mirabelle pochée et conservée dans de l'eau plus ou moins sucrée.

**Mirabelle confite★★** : mirabelle conservée par remplacement de son eau de constitution par du sucre.

**Mirabelle fraîche(1)★★★** : petite prune jaune.

**Mirabelle séchée★★** : mirabelle ayant subie une action de dessiccation au soleil.

**Mirepoix★** : préparation à base d'oignons, de carottes, de jambon et de lard de poitrine.
*Note : ne pas consommer plus de 120g environ de viande, poisson, œufs par jour !*

**Miroton★★** : tranches de bœuf bouilli accommodées avec des oignons et du vin blanc. Viande rouge.

*Note :* ne pas consommer plus de 120g environ de viande, poisson, œufs par jour !

**Miso**★★★ : aliment traditionnel japonais sous forme de pâte de soja fermentée.

**Moelleux**★★★ : gâteau fondant à cœur.

**Moelleux sans gluten**★★★ : gâteau sans gluten fondant à cœur.

**Mogette**★ : voir « Haricot sec ».

**Moka**★★ : gâteau fait d'une génoise fourrée d'une crème au beurre parfumée au café.

**Mombin au naturel**★★★ : voir « Mombin frais».

**Mombin au sirop**★★ : mombin poché et conservé dans de l'eau très sucrée. Fruit exotique.

**Mombin au sirop léger**★★★ : mombin poché et conservé dans de l'eau plus ou moins sucrée. Fruit exotique.

**Mombin confit**★★ : mombin conservé par remplacement de son eau de constitution par du sucre. Fruit exotique.

**Mombin frais**★★★ : fruit du spondias. Fruit exotique.

**Mombin séché**★★ : mombin ayant subi une action de dessiccation au soleil. Fruit exotique.

**Monarde écarlate**★★★ : plante dont les feuilles sont utilisées comme condiment aromatique.

**Mont-blanc**★ : entremets froid fait d'un dôme de crème Chantilly entouré d'une bordure de purée de marrons.

**Morbier**★★ : fromage au lait cru de vache à pâte pressée non cuite. Produit laitier.

*Note : pas plus de 30g de fromage par jour !*

**Morelle de Balbis★★★** : plante dont on consomme les petits fruits.

**Morille★★★** : champignon comestible. Légume vert.

**Mortadelle★** : gros saucisson cuit à sec. Charcuterie.
*Note : ne pas consommer plus de 120g environ de viande, poisson, œufs par jour !*

**Morue★★★** : poisson marin à chair blanche.
*Note : ne pas consommer plus de 120g environ de viande, poisson, œufs par jour !*

**Motelle★★** : voir « Loche marin ».

**Mouclade★** : plat de moules au vin blanc et à la crème fraîche, aromatisé au curry.
*Note : ne pas consommer plus de 120g environ de viande, poisson, œufs par jour !*

**Mouillette★★★** : petit morceau de pain long et mince. Féculent.

**Moule★** : mollusque comestible.
*Note : ne pas consommer plus de 120g environ de viande, poisson, œufs par jour !*

**Moussaka★★** : plat composé de couches alternées d'aubergine, de mouton haché et de sauce béchamel épaisse, cuite au four.
*Note : ne pas consommer plus de 120g environ de viande, poisson, œufs par jour !*

**Mousse au chocolat★** : dessert à base de blanc d'œuf battu, de chocolat et de sucre.

**Mousse de foie★** : charcuterie à base de foie émulsionné.
*Note : ne pas consommer plus de 120g environ de viande, poisson, œufs par jour !*

**Mousse d'Irlande** ★ ★ ★ : algue rouge comestible.

**Mousseline** ★ ★ ★ : purée de pomme de terre très légère. Féculent.

**Moutarde** ★ ★ ★ : condiment à base de graines de moutarde et de vinaigre.

**Moutarde à l'ancienne** ★ ★ ★ : moutarde avec ses graines.

**Moutarde de Chine à feuille de chou** ★ ★ ★ : plante potagère dont on consomme les feuilles. Légume vert.

**Moutarde aux algues** ★ ★ ★ : condiment à base de graines de moutarde, d'algues comestibles et de vinaigre.

**Mouton** ★ ★ : voir « Agneau ».

**Mozzarella** ★ ★ : fromage à pâte molle au lait de vache, parfois au lait de bufflonne. Produit laitier.
*Note : pas plus de 30g de fromage par jour !*

**Muesli au chocolat au lait** ★ : mélange de flocons de céréales et de copeaux de chocolat au lait. Féculent.

**Muesli au chocolat noir** ★ : mélange de flocons de céréales et de copeaux de chocolat noir. Féculent.

**Muesli aux fruits secs** ★ ★ : mélange de flocons de céréales et de fruits secs. Féculent.

**Muesli aux noix** ★ ★ : mélange de flocons de céréales et de diverses noix. Féculent.

**Muesli nature sans sucre** ★ ★ ★ : mélange de flocons de céréales sans sucre ajouté. Féculent.

**Muffin(1)** ★ ★ : petit pain blanc nature à pâte levée. Féculent.

**Muffin(2)★★** : petit gâteau rond contenant souvent des fruits, parfois à base de chocolat.
*Note : attention au chocolat qui est déconseillé !*

**Muffin complet★★★** : petit pain complet nature à pâte levée. Féculent.

**Muffin complet sans gluten★★★** : petit pain nature à pâte complète sans gluten levée. Féculent.

**Muffin sans gluten★★** : petit pain nature à pâte sans gluten levée. Féculent.

**Muge★★** : voir « Mulet ».

**Mulard★★** : voir « Canard ».

**Mulberries au naturel★★★** : voir « Mulberries fraîche».

**Mulberries au sirop★★** : mulberries pochée et conservée dans de l'eau très sucrée.

**Mulberries au sirop léger★★★** : mulberries pochée et conservée dans de l'eau plus ou moins sucrée.

**Mulberries confite★★** : mulberries conservée par remplacement de son eau de constitution par du sucre.

**Mulberries fraîche★★★** : petite baie très semblable à la mûre mais plus allongée.

**Mulberries séchée★★** : mulberries ayant subie une action de dessiccation au soleil.

**Mulet★★** : poisson marin et d'eau douce à chair blanche.
*Note : ne pas consommer plus de 120g environ de viande, poisson, œufs par jour !*

**Munster★★** : fromage au lait de vache à pâte molle et à croûte lavée. Produit laitier.

*Note : pas plus de 30g de fromage par jour !*

**Mûre au naturel** ★ ★ ★ : voir « Mûre fraîche».

**Mûre au sirop** ★ ★ : mûre pochée et conservée dans de l'eau très sucrée.

**Mûre au sirop léger** ★ ★ ★ : mûre pochée et conservée dans de l'eau plus ou moins sucrée.

**Mûre confite** ★ ★ : mûre conservée par remplacement de son eau de constitution par du sucre.

**Mûre fraîche** ★ ★ ★ : fruit comestible de la ronce ou du mûrier.

**Mûre séchée** ★ ★ : mûre ayant subie une action de dessiccation au soleil.

**Museau** ★ ★ : préparation de charcuterie à base de menton et de mufle de porc ou de bœuf.
*Note : ne pas consommer plus de 120g environ de viande, poisson, œufs par jour !*

**Mye** ★ ★ : coquillage, mollusque comestible marin.
*Note : ne pas consommer plus de 120g environ de viande, poisson, œufs par jour !*

**Myrtille au naturel** ★ ★ ★ : voir « Myrtille fraîche».

**Myrtille au sirop** ★ ★ : myrtille pochée et conservée dans de l'eau très sucrée.

**Myrtille au sirop léger** ★ ★ ★ : myrtille pochée et conservée dans de l'eau plus ou moins sucrée.

**Myrtille confite** ★ ★ : myrtille conservée par remplacement de son eau de constitution par du sucre.

**Myrtille fraîche** ★ ★ ★ : baie comestible noire.

**Myrtille séchée**★★ : myrtille ayant subie une action de dessiccation au soleil.

**Mystère**★ : crème glacée fourrée d'une meringue et enrobée de praliné.

# N

**Napolitain**★ : crème glacée disposée par couches diversement parfumées.

**Nattō**★★★ : germes de soja fermentés.

**Navarin**★ : ragoût de mouton préparé avec des navets, des pommes de terre et des carottes.
*Note : ne pas consommer plus de 120g environ de viande, poisson, œufs par jour ! Attention aux carottes !*

**Navet**★★★ : plante potagère dont on consomme la racine comestible. Légume vert.

**Nectar de fruits**★ : boisson à base de purée de fruits additionnée d'eau et de sucre.

**Nectarine**★★★ : voir « Pêche ».

**Nèfle au naturel**★★★ : voir « Nèfle fraîche».

**Nèfle au sirop**★★ : nèfle pochée et conservée dans de l'eau très sucrée.

**Nèfle au sirop léger**★★★ : nèfle pochée et conservée dans de l'eau plus ou moins sucrée.

**Nèfle confite★★** : nèfle conservée par remplacement de son eau de constitution par du sucre.

**Nèfle fraîche★★★** : fruit du néflier qui se consomme blet.

**Nèfle séchée★★** : nèfle ayant subie une action de dessiccation au soleil.

**Nègre en chemise** : entremets au chocolat nappé d'une crème anglaise.

**Nem★★** : petite crêpe de farine de riz fourrée à la viande, aux légumes et au vermicelle de riz, roulée et frite. Sans gluten.
*Note : ne pas consommer plus de 120g environ de viande, poisson, œufs par jour !*

**Neufchâtel★★** : fromage au lait de vache à pâte molle et à croûte fleurie. Produit laitier.

**Nicnac★★★** : biscuit sec de petite dimension.

**Niçoise (salade)★** : plat froid composé de tomate, d'oignon, d'œufs durs, d'olives et d'anchois, assaisonné d'une vinaigrette à l'huile d'olive.
*Note : ne pas consommer plus de 120g environ de viande, poisson, œufs par jour !*

**Niolo★★** : fromage au lait de brebis ou de chèvre. Produit laitier.
*Note : pas plus de 30g de fromage par jour !*

**Noisette(1)★★** : fruit à coque du noisetier.

**Noisette(2)★★** : café additionné d'un peu de lait.

**Noix★★** : fruit à coque du noyer.

**Noix de bœuf★★** : pièce de bœuf à rôtir. Viande rouge.
*Note : ne pas consommer plus de 120g environ de viande, poisson, œufs par jour !*

**Noix de cajou**★★★ : graine oléagineuse issue de l'anacardier.

**Noix de coco**★★★ : fruit du palmier. Fruit exotique.

**Noix de coco confite**★★ : pulpe de noix de coco conservée par remplacement de son eau de constitution par du sucre. Fruit exotique.

**Noix de coco râpée**★★★ : voir « Noix de coco ». Fruit exotique.

**Noix de coco séchée**★★★ : fragment de la pulpe de noix de coco consommé après totale dessiccation. Fruit exotique.

**Noix de macadamia**★★ : voir « Noix ».

**Noix de muscade**★★★ : fruit du muscadier dont la graine râpée est utilisée comme condiment.

**Noix d'épaule**★★ : conserve de noix de porc.
*Note : ne pas consommer plus de 120g environ de viande, poisson, œufs par jour !*

**Noix de pécan**★★★ : voir « Pacane ».

**Noix de veau**★★ : morceau du veau servi en rôti ou en escalope.
*Note : ne pas consommer plus de 120g environ de viande, poisson, œufs par jour !*

**Noix du Brésil**★★ : voir « Noix ».

**Nonette**★★ : voir « Pain d'épice ».

**Nopal**★★★ : cactus dont les rameaux aplatis se consomment en salade. Légume vert.

**Nori**★★★ : algue comestible.

**Nougat** : confiserie faite d'un mélange de sucre, de miel, de blancs d'œufs, d'amandes, de noisettes et de pistaches.

**Nougatine(1)** : nougat dur fait d'amandes et de caramel.

**Nougatine(2)** : génoise pralinée et garnie d'amandes ou de noisettes grillées et hachées.

**Nouille chinoise de « ... »** : voir « Pâte alimentaire de « ... » ».

**Nuggets de poulet★★** : bouchée de blanc de poulet pané destinée à être consommée frite.
*Note : ne pas consommer plus de 120g environ de viande, poisson, œufs par jour !*

# O

**Oca du Pérou★★★** : plante potagère dont on consomme les tubercules. Légume vert.

**Œuf à la coque★★** : œuf cuit dans un grand volume d'eau sans atteindre la cuisson complète du jaune.
*Note : ne pas consommer plus de 120g environ de viande, poisson, œufs par jour !*

**Œuf à la neige** : voir « Ile flottante ».

**Œuf au lait★★** : entremets à base d'œufs, de lait et de sucre.
*Note : à consommer avec modération !*

**Œuf au plat★★** : œuf cuit légèrement sans le brouiller dans une poêle huilée.

*Note : ne pas consommer plus de 120g environ de viande, poisson, œufs par jour !*

**Œuf brouillé** ★ ★ : œuf cuit légèrement en le brouillant dans une poêle huilée.
*Note : ne pas consommer plus de 120g environ de viande, poisson, œufs par jour !*

**Œuf cocotte** ★ ★ : œuf additionné de crème fraîche cuit au four dans un ramequin.
*Note : ne pas consommer plus de 120g environ de viande, poisson, œufs par jour !*

**Œuf de cane** ★ ★ : produit comestible de la ponte de la canne.
*Note : ne pas consommer plus de 120g environ de viande, poisson, œufs par jour !*

**Œuf de lumps** ★ ★ : œufs rouges ou noirs de poisson.

**Œuf de pâque** ★ : œuf en chocolat. Confiserie.

**Œuf de poule** ★ ★ : produit comestible de la ponte de la poule.
*Note : ne pas consommer plus de 120g environ de viande, poisson, œufs par jour !*

**Œufs de truite** : œufs de truite conservés en saumure.

**Œuf dur** ★ ★ : œuf cuit dans un grand volume d'eau.
*Note : ne pas consommer plus de 120g environ de viande, poisson, œufs par jour !*

**Œuf mimosa** ★ ★ : œuf coupé en deux, avec suppression du jaune et enrichissement de celui-ci avec de la mayonnaise, puis comblement du blanc avec cette garniture.
*Note : ne pas consommer plus de 120g environ de viande, poisson, œufs par jour !*

**Œuf mollet** ★ ★ : voir « Œuf à la coque ».

**Œuf monté en neige**★★★ : blanc en neige battu jusqu'à l'obtention d'une consistance ferme et mousseuse.

**Oie**★★ : oiseau palmipède massif. Volaille.
*Note : ne pas consommer plus de 120g environ de viande, poisson, œufs par jour !*

**Oignon**★★★ : plante potagère dont on consomme le bulbe. Légume vert.

**Olive au naturel**★★★ : olive fraîche stérilisée dans de l'eau non salée.

**Olive en saumure**★ : olive fraîche stérilisée dans de l'eau salée.

**Olive à la grecque** : olive conservée dans une préparation riche en sel et en épices diverses.

**Olive farcie**★ : olive farcie par divers condiment tels anchois, poivron, etc.

**Olivet**★★ : fromage au lait de vache, à pâte molle et à croûte lavée. Produit laitier.
*Note : pas plus de 30g de fromage par jour !*

**Omble**★★ : poisson gras d'eau douce.
*Note : ne pas consommer plus de 120g environ de viande, poisson, œufs par jour !*

**Ombre**★★ : poisson gras d'eau douce.
*Note : ne pas consommer plus de 120g environ de viande, poisson, œufs par jour !*

**Ombrine**★★ : poisson marin à chair blanche.
*Note : ne pas consommer plus de 120g environ de viande, poisson, œufs par jour !*

**Omelette**★★ : plat composé d'œufs battus et cuits dans une poêle.

*Note : ne pas consommer plus de 120g environ de viande, poisson, œufs par jour !*

**Omelette norvégienne★** : entremets composé d'une glace enrobée d'un soufflé chaud.

**Onglet★★:** morceau du bœuf d'où on découpe des biftecks de bonne qualité gustative. Viande rouge.
*Note : ne pas consommer plus de 120g environ de viande, poisson, œufs par jour !*

**Orange au naturel★★★** : voir « Orange fraîche ».

**Orange au sirop★★** : orange pochée et conservée dans de l'eau très sucrée.

**Orange au sirop léger★★★** : orange pochée et conservée dans de l'eau plus ou moins sucrée.

**Orange confite★★** : orange conservée par remplacement de son eau de constitution par du sucre.

**Orange fraîche★★★** : fruit de l'oranger.

**Orange sanguine** : voir « Orange ».

**Orange séchée★★** : orange ayant subie une action de dessiccation au soleil.

**Orangeade** : boisson faite de jus d'orange, de sucre et d'eau.

**Oreille de cochon★★** : oreille de porc. Abat.
*Note : ne pas consommer plus de 120g environ de viande, poisson, œufs par jour !*

**Oreillon** : voir « Abricot ».

**Orgeat** : lait d'amande enrichi de fleur d'oranger.

**Origan★★★** : plante aromatique condimentaire.

**Ormeau**★★ : mollusque marin comestible.
*Note : ne pas consommer plus de 120g environ de viande, poisson, œufs par jour !*

**Orme rouge**★★★: poudre d'écorce d'orme rouge.

**Oronge**★★★ : champignon, amanite comestible. Légume vert.

**Orphie**★★: poisson gras marin à corps long et fin.
*Note : ne pas consommer plus de 120g environ de viande, poisson, œufs par jour !*

**Ortie**★★★★ : plante herbacée dont on consomme les feuilles. Légume vert.

**Oseille** : plante potagère à feuilles comestibles. Légume vert.

**Ossau-Iraty**★★ : fromage au lait de brebis à pâte pressée non cuite.
*Note : pas plus de 30g de fromage par jour !*

**Osso-buco**★★ : jarret de veau coupé en tranche, poêlé et cuit dans une préparation à base de vin blanc sec, d'oignon et de tomate.
*Note : ne pas consommer plus de 120g environ de viande, poisson, œufs par jour !*

**Ouananiche**★★ : voir « Saumon frais ».

**Oursin**★★★ : animal marin très piquant.

**Ouzo**★ : liqueur parfumée à l'anis.
*Note : uniquement si l'alcool est utilisé dans un plat subissant une cuisson à découvert ! Ne pas boire de boisson alcoolisée !*

*P*

**Pacane★★★** : noix ovale, fruit du pacanier.

**Paella★** : plat espagnol à base de riz au safran, doré à l'huile et cuit au bouillon, garni de viande, de poisson, de crustacés, etc. *Note : ne pas consommer plus de 120g environ de viande, poisson, œufs par jour ! Attention aux crevettes, gambas....*

**Pagel★★** : voir « Daurade ».

**Pageot★★** : voir « Daurade ».

**Pagre★★** : voir « Daurade ».

**Pain au chocolat★** : viennoiserie fourrée d'une barre de chocolat.

**Pain au lait★★** : viennoiserie.

**Pain aux céréales sans sel★★★★** : pain à base de farine de céréale complète enrichie de graines de céréales dont la pâte ne fut pas additionnée de sel lors de son pétrissage. Féculent.

**Pain aux fruits secs★★** : pain enrichi de fruits secs. Féculent.

**Pain aux graines★★★** : pain complet enrichi de graines concassées ou entières. Féculent.

**Pain aux raisins★** : viennoiserie à base de raisins secs et de pâte pâtissière.

**Pain azyme★★★** : pain élaboré sans levure ni levain. Féculent.

**Pain blanc★★** : pain à base de farine blanche ou blutée. Féculent.

**Pain brioché★★** : voir « Brioche ».

**Pain complet★★★** : pain à base de farine complète ou semi-complète. Féculent.

**Pain de campagne★★★** : pain à croûte épaisse fait à partir de levain et de farine de blé obtenue par mouture à la meule. Féculent.

**Pain de Gênes** : viennoiserie de pâte à biscuit à laquelle sont incorporées des amandes pillées.

**Pain complet grillé industriel★★★** : tranche de pain complet grillée par l'industrie.

**Pain de froment grillé industriel★★** : tranche de pain blanc grillée par l'industrie.

**Pain de légumes★★★** : plat à base de pommes de terre, de légumes verts, de beurre, d'œufs et servi froid avec une mayonnaise.
*Note : pas de carotte, céleri, asperge, betterave, oseille, bette, haricot vert et haricot beurre !*

**Pain de mie★★** : pain blanc sans croûte. Féculent.

**Pain de mie complet industriel★★★** : pain sans croûte élaboré à partir de farine complète ou semi-complète, produit industriellement et vendu prétranché. Féculent.

**Pain de mie industriel★★** : pain sans croûte élaboré à partir de farine blanche produit industriellement et vendu prétranché. Féculent.

**Pain d'épice★★** : gâteau de farine de seigle au sucre, au miel et aux aromates. Féculent.

**Pain de poisson**★★ : plat à base de pommes de terre, de poisson, de beurre, d'œufs et servi froid avec une mayonnaise. *Note : ne pas consommer plus de 120g environ de viande, poisson, œufs par jour !*

**Pain de seigle**★★ : pain à base de farine de seigle. Féculent.

**Pain de singe**★★★ : fruit du baobab. Fruit exotique.

**Pain de son**★★★ : voir « Pain complet ».

**Pain de viande**★★ : plat à base de pommes de terre, de viande, de beurre, d'œufs et servi froid avec une mayonnaise. *Note : ne pas consommer plus de 120g environ de viande, poisson, œufs par jour !*

**Pain grillé**★★ : pain blanc frais coupé en tranches grillé industriellement ou « maison ». Féculent.

**Pain grillé complet**★★★ : pain complet frais coupé en tranches grillé industriellement ou « maison ». Féculent.

**Pain multicéréale**★★★ : voir « Pain complet ». Féculent.

**Pain noir**★★ : pain élaboré à partir de farine de blé, de sarrasin, de seigle. Féculent.

**Pain perdu**★★ : entremets fait de pain ou de brioche rassis trempé dans du lait et des œufs, sucré puis frit. Féculent.

**Pain sans gluten**★★★ : pain élaboré avec une farine dépourvue de gluten. Féculent.

**Pain blanc sans sel**★★★ : pain à base de farine de céréale blutée dont la pâte ne fut pas additionnée de sel lors de son pétrissage. Féculent.

**Pain complet sans sel**★★★★ : pain à base de farine de céréale complète dont la pâte ne fut pas additionnée de sel lors de son pétrissage. Féculent.

**Pain suédois au froment**★★ : petit pain sec à base de farine de blé tendre. Féculent.

**Pain suédois complet**★★★ : petit pain sec à base de farine complète. Féculent.

**Pain viennois**★★ : pain dont la pâte contient du sucre, du lait, des matières grasses et des œufs.

**Paleron de bœuf**★★: pièce de bœuf à mijoter ou à bouillir. Viande rouge.
*Note : ne pas consommer plus de 120g environ de viande, poisson, œufs par jour !*

**Palémon** : voir « Crevette ».

**Palette d'agneau**★★ : omoplate et chair d'agneau qui l'entoure. Viande rouge.
*Note : ne pas consommer plus de 120g environ de viande, poisson, œufs par jour !*

**Palette de porc**★★ : omoplate et chair de porc qui l'entoure.
*Note : ne pas consommer plus de 120g environ de viande, poisson, œufs par jour !*

**Palmier**★★ : gâteau sec plat en pâte feuilletée ayant la forme d'un palmier.

**Palmier sans gluten**★★ : gâteau sec plat en pâte feuilletée sans gluten ayant la forme d'un palmier.

**Palourde**★★ : mollusque comestible marin.
*Note : ne pas consommer plus de 120g environ de viande, poisson, œufs par jour !*

**Pamplemousse au naturel**★★★ : voir « Pamplemousse frais».

**Pamplemousse au sirop**★★ : pamplemousse poché et conservé dans de l'eau très sucrée.

**Pamplemousse au sirop léger**★★★ : pamplemousse poché et conservé dans de l'eau plus ou moins sucrée.

**Pamplemousse confit**★★ : pamplemousse conservé par remplacement de son eau de constitution par du sucre.

**Pamplemousse frais**★★★ : fruit comestible du pamplemoussier.

**Pamplemousse séché**★★ : pamplemousse ayant subi une action de dessiccation au soleil.

**Panaché**★ : boisson composée pour moitié de bière et de limonade.

**Panais**★★★ : plante potagère cultivée pour sa racine comestible. Légume vert.

**Pan-bagnat**★★ : petit pain rond coupé en deux, garni de tomate, de salade, de thon, d'œuf, d'anchois et assaisonné d'huile d'olive.
*Note : ne pas consommer plus de 120g environ de viande, poisson, œufs par jour ! Attention aux anchois salées !*

**Pancakes**★★ : petite crêpe épaisse à la farine blutée. Féculent.

**Pancakes complet**★★★ : petite crêpe épaisse à la farine complète. Féculent.

**Pancakes complet sans gluten**★★★ : petite crêpe épaisse à la farine complète sans gluten. Féculent.

**Pancakes sans gluten**★★ : petite crêpe épaisse à la farine blutée sans gluten. Féculent.

**Pancetta**★ : charcuterie d'Italie faite de poitrine de porc salée, roulée et séchée.
*Note : ne pas consommer plus de 120g environ de viande, poisson, œufs par jour !*

**Paner★★★** : enrober un aliment dans un enrobage d'œuf battu et de chapelure avant sa cuisson.

**Panettone★★** : brioche fourrée de fruits secs et confits. Féculent.

**Panga★★** : voir « Poisson-chat ».

**Panna cotta★★** : dessert élaboré à partir de lait, de sucre, de crème fraîche et de gélatine.

**Panure** : voir « Chapelure ».

**Papaye au naturel★★★** : voir « Papaye fraîche».

**Papaye au sirop★★** : papaye pochée et conservée dans de l'eau très sucrée. Fruit exotique.

**Papaye au sirop léger★★★** : papaye pochée et conservée dans de l'eau plus ou moins sucrée. Fruit exotique.

**Papaye confite★★** : papaye conservée par remplacement de son eau de constitution par du sucre. Fruit exotique.

**Papaye fraîche★★★** : fruit du papayer. Fruit exotique.

**Papaye séchée★★** : papaye ayant subie une action de dessiccation au soleil. Fruit exotique.

**Papet★★** : bouillie de pommes de terre et de poireaux aux saucisses.
*Note : ne pas consommer plus de 120g environ de viande, poisson, œufs par jour !*

**Papillote★★★** : feuille d'aluminium dont on enveloppe certains aliments, en général du poisson frais, pour les cuire à la vapeur ou au four sans aucun ajout de matière grasse.
*Note : tout dépend de la garniture de la papillote !*

**Paprika★★★** : piment doux en poudre.

**Parfait★** : crème glacée au café en forme de cône.

**Paris-Brest** : pâtisserie en pâte à choux en forme de couronne, saupoudrée d'amandes et fourrée à la crème pralinée.

**Parmesan** : fromage italien au lait de vache à pâte dure. Produit laitier.

**Pastèque au naturel★★★** : voir « Pastèque fraîche».

**Pastèque au sirop★★** : pastèque pochée et conservée dans de l'eau très sucrée.

**Pastèque au sirop léger★★★** : pastèque pochée et conservée dans de l'eau plus ou moins sucrée.

**Pastèque confite★★** : pastèque conservée par remplacement de son eau de constitution par du sucre.

**Pastèque fraîche★★★** : gros fruit à pulpe rouge très juteuse.

**Pastèque séchée★★** : pastèque ayant subie une action de dessiccation au soleil.

**Pastilla** : tourte feuilletée à base de farce d'amandes, d'œufs durs, de pigeon saupoudrée de sucre glace.

**Pastis★** : apéritif, boisson alcoolisée à base d'anis.

**Patate douce** : tubercule comestible. Féculent.

**Pâte à choux★★★** : pâte à base de beurre, de farine et d'œufs.

**Pâte alimentaire à base d'amande** : préparation destinée à être cuite à base de farine d'amande raffinée. Sans gluten.

**Pâte alimentaire à base d'amande complète** : préparation destinée à être cuite à base de farine d'amande complète. Sans gluten.

Pâte alimentaire à base d'amarante
- Pâte alimentaire de lentille

**Pâte alimentaire à base d'amarante**★★ : préparation destinée à être cuite à base de farine d'amarante non complète. Sans gluten.

**Pâte alimentaire à base d'amarante complète**★★ : préparation destinée à être cuite à base de farine d'amarante complète. Sans gluten.

**Pâte alimentaire à base d'avoine**★★ : préparation destinée à être cuite à base de farine d'avoine raffinée. Féculent.

**Pâte alimentaire à base d'avoine complète**★★★ : préparation destinée à être cuite à base de farine d'avoine complète. Féculent.

**Pâte alimentaire de blé**★★ : préparation destinée à être cuite à base de semoule de blé dur raffiné. Féculent.

**Pâte alimentaire de blé complet**★★★ : préparation destinée à être cuite à base de semoule de blé complet. Féculent.

**Pâte alimentaire de châtaigne**★ : préparation destinée à être cuite à base de farine de châtaigne. Féculent. Sans gluten.

**Pâte alimentaire de fonio**★★★ : préparation destinée à être cuite à base de farine de fonio raffinée. Féculent. Sans gluten.

**Pâte alimentaire de fonio complète**★★★ : préparation destinée à être cuite à base de farine de fonio complète. Féculent. Sans gluten.

**Pâte alimentaire de kamut**★★ : préparation destinée à être cuite à base du blé de Khorasan raffiné. Féculent.

**Pâte alimentaire de kamut complète**★★★ : préparation destinée à être cuite à base du blé de Khorasan complet. Féculent.

**Pâte alimentaire de lentille**★ : préparation destinée à être cuite à base de farine de lentille. Féculent. Sans gluten.

**Pâte alimentaire de lin★★** : préparation destinée à être cuite à base de farine de lin. Féculent. Sans gluten.

**Pâte alimentaire de maïs★★** : préparation destinée à être cuite à base de farine de maïs raffinée. Féculent. Sans gluten.

**Pâte alimentaire de maïs complète★★★** : préparation destinée à être cuite à base de farine de maïs complète. Féculent. Sans gluten.

**Pâte alimentaire de millet★★** : préparation destinée à être cuite à base de farine de millet raffinée. Féculent. Sans gluten.

**Pâte alimentaire de millet complète★★★** : préparation destinée à être cuite à base de farine de millet complète. Féculent. Sans gluten.

**Pâte alimentaire d'épeautre★★** : préparation destinée à être cuite à base de farine d'épeautre raffinée. Féculent.

**Pâte alimentaire d'épeautre complète★★★** : préparation destinée à être cuite à base de farine d'épeautre complète. Féculent.

**Pâte alimentaire de petit épeautre★★** : préparation destinée à être cuite à base de farine de petit épeautre raffinée. Féculent.

**Pâte alimentaire de petit épeautre complète★★★** : préparation destinée à être cuite à base de farine de petit épeautre complète. Féculent.

**Pâte alimentaire de pois cassés★** : préparation destinée à être cuite à base de farine de pois cassés. Féculent. Sans gluten.

**Pâte alimentaire de pois chiche★★** : préparation destinée à être cuite à base de farine de pois chiche. Féculent. Sans gluten.

**Pâte alimentaire de quinoa★** : préparation destinée à être cuite à base de farine de quinoa raffinée. Féculent. Sans gluten.

Pâte alimentaire de quinoa complète
- Pâte alimentaire de spiruline

**Pâte alimentaire de quinoa complète★** : préparation destinée à être cuite à base de farine de quinoa complète. Féculent. Sans gluten.

**Pâte alimentaire de riz★★** : préparation destinée à être cuite à base de farine de riz raffinée. Féculent. Sans gluten.

**Pâte alimentaire de riz brun★★★** : voir « Pâte alimentaire de riz complet ».

**Pâte alimentaire de riz complet★★★** : préparation destinée à être cuite à base de farine de riz complet. Féculent. Sans gluten.

**Pâte alimentaire de sarrasin★★** : préparation destinée à être cuite à base de farine de sarrasin raffinée. Féculent.

**Pâte alimentaire de sarrasin complète★★★** : préparation destinée à être cuite à base de farine de sarrasin complète. Féculent.

**Pâte alimentaire de seigle★★** : préparation destinée à être cuite à base de farine de seigle raffinée. Féculent.

**Pâte alimentaire de seigle complète★★★** : préparation destinée à être cuite à base de farine de seigle complète. Féculent.

**Pâte alimentaire de soja★★★** : préparation destinée à être cuite à base de farine de soja raffinée. Féculent. Sans gluten.

**Pâte alimentaire de soja complète★★★** : préparation destinée à être cuite à base de farine de soja complète. Féculent. Sans gluten.

**Pâte alimentaire de sorgho★★** : préparation destinée à être cuite à base de farine de sorgho. Féculent. Sans gluten.

**Pâte alimentaire de spiruline★★★** : préparation destinée à être cuite à base de spiruline. Légume vert.

**Pâte alimentaire de wakamé**★★★ : préparation destinée à être cuite à base de wakamé (algue comestible). Légume vert.

**Pâte alimentaire d'orge**★★ : préparation destinée à être cuite à base de farine d'orge raffiné. Féculent.

**Pâte alimentaire d'orge complète**★★★ : préparation destinée à être cuite à base de farine d'orge complète. Féculent.

**Pâte à pizza**★★★ : pâte à base de farine, d'eau et de levure.

**Pâte à pizza sans gluten**★★★ : pâte à base de farine sans gluten, d'eau et de levure.

**Pâte à tartiner de noisette**★★ : pâte de noisette broyée très sucrée et très grasse.

**Pâte à tartiner de noix de macadamia**★★ : pâte de noix de macadamia broyée très sucrée et très grasse.

**Pâte brisée**★★★ : pâte à base de farine, de beurre et d'œufs. Féculent.

**Pâte brisée allégée en matières grasses**★★★ : pâte à base de farine, de beurre allégé en matières grasses et d'œufs. Féculent.

**Pâte brisée sans gluten**★★★ : pâte à base de farine sans gluten, de beurre et d'œufs. Féculent.

**Pâte chocolatée à tartiner**★ : pâte chocolatée très sucrée et très grasse enrichie de noisettes concassées.

**Pâte chocolatée à tartiner sans sucre**★ : pâte chocolatée sans sucre ajouté, mais édulcorée, très grasse, enrichie de noisettes concassées.

**Pâte d'abricot**★★ : voir « Abricot sec ».

**Pâte d'amande** : voir « Purée d'amande ».

*175*

**Pâté de campagne★** : hachis à base de viande de porc, de gras et de foies de volailles.
*Note : ne pas consommer plus de 120g environ de viande, poisson, œufs par jour !*

**Pâte de coing★★** : préparation de confiserie réalisée par la cuisson de coings et de sucre.

**Pâte de datte★★** : voir « Datte séchée ».

**Pâte de figue★★** : voir « Figue séchée ».

**Pâté de foie de canard★** : hachis de foie de canard cuit puis moulé. Charcuterie.
*Note : ne pas consommer plus de 120g environ de viande, poisson, œufs par jour !*

**Pâté de foie de porc★** : hachis de foie de porc cuit puis moulé. Charcuterie.
*Note : ne pas consommer plus de 120g environ de viande, poisson, œufs par jour !*

**Pâté de foie de volaille★** : hachis de foie de volaille cuit puis moulé. Charcuterie.
*Note : ne pas consommer plus de 120g environ de viande, poisson, œufs par jour !*

**Pâte de fruit★★** : confiserie à base de purée de fruit et de sucre.

**Pâte de goyave★★** : marmelade de goyave sucrée.

**Pâté de lapin★** : hachis de viande de lapin cuit puis moulé. Charcuterie.
*Note : ne pas consommer plus de 120g environ de viande, poisson, œufs par jour !*

**Pâte de piment★★★** : voir « Piment frais ».

**Pâté de poisson en croûte★★** : préparation à base de poisson haché enrobé d'une pâte feuilletée.

*Note : ne pas consommer plus de 120g environ de viande, poisson, œufs par jour !*

**Pâte de tamarin**★★★ : tamarin pressé et concentré.

**Pâté de viande en croûte**★★ : préparation à base de viande hachée enrobée d'une pâte feuilletée. Charcuterie.
*Note : ne pas consommer plus de 120g environ de viande, poisson, œufs par jour !*

**Pâte feuilletée**★★★ : pâte à base de farine, de beurre et d'œufs. Féculent.

**Pâte feuilletée allégée en matières grasses**★★★ : pâte à base de farine, de beurre allégé en matières grasses et d'œufs. Féculent.

**Pâte feuilletée sans gluten**★★★ : pâte à base de farine sans gluten, de beurre et d'œufs. Féculent.

**Pâté impérial**★★ : voir « Nem ».

**Patelle**★★ : coquillage marin comestible.
*Note : ne pas consommer plus de 120g environ de viande, poisson, œufs par jour !*

**Pâte sablée**★★★ : pâte à base de farine, de sucre, de beurre et d'œufs.

**Pâte sablée allégée en matières grasses**★★★ : pâte à base de farine, de beurre allégé en matières grasses, de sucre et d'œufs. Féculent.

**Pâte sablée sans gluten**★★★ : pâte à base de farine sans gluten, de sucre, de beurre et d'œufs.

**Patience**★★★ : plante potagère dont on consomme les feuilles. Légume vert.

**Pâtisson**★★★ : variété de courge. Légume vert.

**Paupiette★★** : tranche de viande garnie d'une farce enroulée sur elle-même. A base de porc, de dinde ou de veau.
*Note : ne pas consommer plus de 120g environ de viande, poisson, œufs par jour !*

**Pêche au naturel★★★** : voir « Pêche fraîche».

**Pêche au sirop★★** : pêche pochée et conservée dans de l'eau très sucrée.

**Pêche au sirop léger★★★** : pêche pochée et conservée dans de l'eau plus ou moins sucrée.

**Pêche confite★★** : pêche conservée par remplacement de son eau de constitution par du sucre.

**Pêche fraîche★★★** : fruit comestible du pêcher.

**Pêche séchée★★** : pêche ayant subie une action de dessiccation au soleil.

**Pectine de fruit★★★** : substance très sucrée extraite des fruits pour gélifier les confitures et glacer les pâtisseries.

**Peppermint★** : liqueur de menthe.

**Perchaude★★** : voir « Perche ».

**Perche★★** : poisson d'eau douce à chair blanche.
*Note : ne pas consommer plus de 120g environ de viande, poisson, œufs par jour !*

**Perdrix★★** : volatile comestible et très apprécié. Gibier.
*Note : ne pas consommer plus de 120g environ de viande, poisson, œufs par jour !*

**Perle du japon★★★** : perle fabriquée à partir de fécule de manioc.

**Perlon★★** : voir « Grondin ».

**Perlot★** : voir « Huître ».

**Perroquet★** : boisson à base de pastis et de sirop de menthe.

**Persil** : plante potagère utilisée comme condiment. Légume vert.

**Persil à grosse racine** : plante potagère cultivée pour sa racine comestible. Légume vert.

**Pesto★★** : préparation à base de basilic haché, d'ail et de parmesan râpé et d'huile d'olive.

**Pétale de** : voir « Chips de ».

**Pet-de-nonne★★★** : petit beignet de pâte à choux gonflé.

**Petit-beurre★★★** : gâteau sec rectangulaire à base de beurre.

**Petit-four★★★** : petite pâtisserie de la taille d'une bouchée, faite d'une pâte sèche ou fourrée de crème.

**Petit-gris★★** : voir « Escargot ».
*Note : ne pas consommer plus de 120g environ de viande, poisson, œufs par jour !*

**Petit pois★★★** : graine ronde et verte du pois récoltée fraîche. Légume vert.

**Petit salé★★** : poitrine de porc cuite dans un bouillon aromatisé.
*Note : ne pas consommer plus de 120g environ de viande, poisson, œufs par jour !*

**Petit salé aux lentilles★** : plat en sauce à base de poitrine de porc et de lentilles.
*Note : ne pas consommer plus de 120g environ de viande, poisson, œufs par jour !*

**Petit-suisse★** : fromage frais moulé en forme de cylindre. Produit laitier.

**Petit-suisse allégé en matières grasses★** : fromage frais de lait écrémé moulé en forme de cylindre. Produit laitier.

**Petit-suisse aromatisé aux fruits★** : fromage frais moulé en forme de cylindre sucré et enrichi de fruits. Produit laitier.

**Petit-suisse sans lactose★** : petit suisse nature au lait délactosé.

**Pétoncle★★**: voir « Amande marin ».

**Pézize★★★** : champignon comestible des bois. Légume vert.

**Physalis confite★★★★** : physalis conservée par remplacement de son eau de constitution par du sucre. Fruit exotique.

**Physalis fraîche★★★★** : petit fruit rond. Fruit exotique.

**Physalis séchée★★★★** : physalis ayant subie une action de dessiccation au soleil. Fruit exotique.

**Picholine** : voir « Olive ».

**Pickles★★** : petits légumes ou fruits confits dans du vinaigre.
*Note : pas de carotte, céleri, asperge, betterave, oseille, bette, haricot vert et haricot beurre !*

**Picodon★★** : fromage au lait cru de chèvre à pâte molle.
*Note : pas plus de 30g de fromage par jour !*

**Pièce-montée★★★** : voir « Pet-de-nonne ».

**Pied-de-mouton★★★** : champignon comestible. Légume vert.

**Pied de porc★★** : pied du porc. Abat.

*Note : ne pas consommer plus de 120g environ de viande, poisson, œufs par jour !*

**Pied de veau★★** : pied du veau. Abat.
*Note : ne pas consommer plus de 120g environ de viande, poisson, œufs par jour !*

**Pigeon★★** : petit volatile comestible. Gibier.
*Note : ne pas consommer plus de 120g environ de viande, poisson, œufs par jour !*

**Pignon de pin★★★** : pignon de pin concassé.

**Pilchard** : voir « Sardine ».

**Pili-pili★★★** : voir « Piment ».

**Piment confit au vinaigre★★★** : piment conservé dans du vinaigre. Légume vert.

**Piment frais★★★** : plante potagère dont on consomme le fruit à la saveur plus ou moins brûlante. Légume vert.

**Piment sec★★★** : piment ayant subi une action de dessiccation au soleil. Légume vert.

**Pimprenelle★★★** : plante aromatique condimentaire.

**Pineau★** : vin de liqueur.

**Pintade★★** : volaille un peu plus petite que le poulet.
*Note : ne pas consommer plus de 120g environ de viande, poisson, œufs par jour !*

**Piperade★★★** : plat à base de poivron, de tomate et d'œufs.

**Pissaladière★★★** : tarte garnie d'oignons, de filets d'anchois et d'olives.

**Pissenlit**★★★★ : plante dont on consomme les jeunes feuilles en salade. Légume vert.

**Pistache**★★★ : graine du pistachier.

**Pistou(1)**★★★ : soupe de légumes liée à du pistou.

**Pistou(2)**★★★ : préparation d'ail et de basilic pilée et liée à de l'huile d'olive.

**Pita**★★ : pain blanc à pâte non levée. Féculent.

**Pita complet**★★★: pain complet à pâte non levée. Féculent.

**Pitaya fraîche**★★★ : fruit exotique aussi appelé fruit du dragon.

**Pitaya séchée**★★ : pitaya ayant subie une action de dessiccation au soleil. Fruit exotique.

**Pithiviers** : gâteau à la pâte d'amande.

**Pizza**★★ : galette de pâte à pain garnie de sauce tomate et de garniture diverse et variée, puis cuite au four à pizza. Féculent.
*Note : tout dépend de la garniture de la pizza !*

**Planteur**★ : punch à base de rhum, de sucre de canne et de jus de fruit.

**Plaquemine** : voir « Kaki ».

**Plat cuisiné du traiteur**★ : préparation diverse vendue sous vide, surgelée ou fraîche, préparée par un artisan de métier de bouche et prête à être consommée.
*Note : ne pas consommer plus de 120g environ de viande, poisson, œufs par jour !*

**Plat cuisiné industriel**★ : préparation diverse vendue sous vide, surgelée ou fraîche, préparée par l'industrie et prête à être consommée.

*Note : ne pas consommer plus de 120g environ de viande, poisson, œufs par jour !*

**Plat cuisiné industriel allégé en matières grasses★** : voir « Plat cuisiné industriel light ».
*Note : ne pas consommer plus de 120g environ de viande, poisson, œufs par jour !*

**Plat cuisiné industriel light★** : préparation diverse allégée en matières grasses, vendue sous vide, surgelée ou fraîche, préparée par l'industrie et prête à être consommée.
*Note : ne pas consommer plus de 120g environ de viande, poisson, œufs par jour !*

**Plat de côte (de bœuf)** : viande de bœuf à bouillir.
*Note : ne pas consommer plus de 120g environ de viande, poisson, œufs par jour !*

**Pleurote★★★** : champignon comestible. Légume vert.

**Plie★★** : poisson plat à chair blanche.
*Note : ne pas consommer plus de 120g environ de viande, poisson, œufs par jour !*

**Plombières★** : glace aux fruits confits.

**Pochouse★★** : matelote de poisson au vin blanc.
*Note : ne pas consommer plus de 120g environ de viande, poisson, œufs par jour !*

**Poêlée de légumes verts cuisinés surgelés★** : ensemble de légumes verts cuisinés par l'industrie, puis surgelés et directement consommables.
*Note : pas de carotte, céleri, asperge, betterave, oseille, bette, haricot vert et haricot beurre !*

**Poêlée de légumes verts non cuisinés surgelés★★** : ensemble de légumes verts nature surgelés et directement consommables, vendu avec leur sachet d'épices.

*Note : pas de carotte, céleri, asperge, betterave, oseille, bette, haricot vert et haricot beurre !*

**Pogne★★** : voir « Brioche ».

**Poire au naturel★★★** : voir « Poire fraîche».

**Poire au sirop★★** : poire pochée et conservée dans de l'eau très sucrée.

**Poire au sirop léger★★★** : poire pochée et conservée dans de l'eau plus ou moins sucrée.

**Poire confite★★** : poire conservée par remplacement de son eau de constitution par du sucre.

**Poire fraîche★★★** : fruit du poirier.

**Poire séchée★★** : poire ayant subie une action de dessiccation au soleil.

**Poiré★** : boisson alcoolisée provenant de la fermentation des poires.
*Note : uniquement si l'alcool est utilisé dans un plat subissant une cuisson à découvert ! Ne pas boire de boisson alcoolisée !*

**Poireau★★★** : plante potagère entièrement comestible. Légume vert.

**Poire de terre★★★** : plante potagère dont on consomme les tubercules. Féculent. Sans gluten.

**Poirée** : voir « Bette ».

**Poire-melon★★★** : plante potagère annelle produisant ce fruit.

**Pois-asperge★★★** : plante potagère dont on consomme les gousses et les graines. Légume vert.

**Pois cassé★** : pois secs consommés en purée. Féculent. Sans gluten.

**Pois chiche★ ★** : gros pois gris-jaune. Féculent. Sans gluten.

**Pois de bambara★ ★ ★** : pois de terre. Féculent. Sans gluten.

**Pois mange-tout★ ★ ★** : variété de pois dont on mange la gousse et les graines. Légume vert.

**Poisson-chat★ ★** : poisson d'eau douce à chair blanche.
*Note : ne pas consommer plus de 120g environ de viande, poisson, œufs par jour !*

**Poisson de rivière★ ★** : ensemble des poissons gras et maigres de rivière.
*Note : ne pas consommer plus de 120g environ de viande, poisson, œufs par jour !*

**Poisson gras★ ★** : poisson à chair brune, riche en oméga 3 et en acides gras polyinsaturés : maquereau, sardine, thon, hareng, truite, omble, saumon, anchois, anguille, congre, etc.
*Note : ne pas consommer plus de 120g environ de viande, poisson, œufs par jour !*

**Poisson gras fumé** : poisson gras ayant subi une action de salage (plus ou moins) et de fumage.

**Poisson gras séché** : poisson gras ayant subi une action de dessiccation.

**Poisson gras tartare★ ★** : poisson gras haché consommé cru.
*Note : ne pas consommer plus de 120g environ de viande, poisson, œufs par jour !*

**Poisson maigre★ ★** : poisson à chair blanche, moyennement riche en acides gras polyinsaturés et en oméga 3 : sole, cabillaud, lieu, grondin, carpe, gardon, brochet, sandre, etc.
*Note : ne pas consommer plus de 120g environ de viande, poisson, œufs par jour !*

**Poisson maigre fumé** : poisson maigre ayant subi une action de salage (plus ou moins) et de fumage.

**Poisson maigre séché** : poisson maigre ayant subi une action de dessiccation.

**Poisson maigre tartare**★★ : poisson maigre haché consommé cru.
*Note : ne pas consommer plus de 120g environ de viande, poisson, œufs par jour !*

**Poisson marin**★★ : ensemble des poissons gras et maigres marins.
*Note : ne pas consommer plus de 120g environ de viande, poisson, œufs par jour !*

**Poisson pané**★★ : poisson à chair blanche enrobé de panure.
*Note : ne pas consommer plus de 120g environ de viande, poisson, œufs par jour !*

**Poitrine d'agneau**★★ : partie inférieure de la cage thoracique de l'agneau à bouillir ou à mijoter. Viande rouge.
*Note : ne pas consommer plus de 120g environ de viande, poisson, œufs par jour !*

**Poitrine de bœuf**★★ : partie inférieure de la cage thoracique du bœuf à bouillir. Viande rouge.
*Note : ne pas consommer plus de 120g environ de viande, poisson, œufs par jour !*

**Poitrine de porc**★★ : partie inférieure de la cage thoracique du porc à bouillir.
*Note : ne pas consommer plus de 120g environ de viande, poisson, œufs par jour !*

**Poitrine de veau**★★ : partie inférieure de la cage thoracique du veau à bouillir ou à mijoter.
*Note : ne pas consommer plus de 120g environ de viande, poisson, œufs par jour !*

**Poivre** ★ ★ ★ : épice à saveur forte et piquante.

**Poivre de Séchouan** ★ ★ ★ : épice.

**Poivre doux** ★ ★ ★ : épice à saveur faiblement forte et faiblement piquante.

**Poivron** ★ ★ ★ : piment doux. Légume vert.

**Polenta(1)** ★ : bouillie de châtaigne. Sans gluten.

**Polenta(2)** ★ ★ : bouillie de maïs. Sans gluten.

**Polenta complète** ★ ★ ★ : bouillie de maïs complet. Sans gluten.

**Pomelo** : voir « Pamplemousse ».

**Pomme au naturel** ★ ★ ★ : voir « Pomme fraîche».

**Pomme au sirop** ★ ★ : pomme pochée et conservée dans de l'eau très sucrée.

**Pomme au sirop léger** ★ ★ ★ : pomme pochée et conservée dans de l'eau plus ou moins sucrée.

**Pomme confite** ★ ★ : pomme conservée par remplacement de son eau de constitution par du sucre.

**Pomme fraîche** ★ ★ ★ : fruit comestible du pommier.

**Pomme séchée** ★ ★ : pomme ayant subie une action de dessiccation au soleil.

**Pomme d'amour** ★ ★ : pomme enfoncée sur un bâton et enrobée de sucre.

**Pomme de terre** ★ ★ ★ : plante potagère dont on consomme les tubercules. Féculent. Sans gluten.

**Pomme noisette★★★** : préparation en forme de petite boule à base de purée de pomme de terre et de farine, puis frite ou cuite au four. Féculent.

**Pont-L'évêque★★** : fromage au lait de vache à pâte molle et à croûte lavée. Produit laitier.
*Note : pas plus de 30g de fromage par jour !*

**Pop corn★★★** : voir « Maïs popcorn ».

**Porc (viande de... tous morceaux confondus)★★** : représente les viandes non préparées ni transformées, nature, prêtes à être cuisinées provenant du cochon. Voir chaque morceau séparément.
*Note : ne pas consommer plus de 120g environ de viande, poisson, œufs par jour !*

**Porcelet★★** : jeune porc.
*Note : ne pas consommer plus de 120g environ de viande, poisson, œufs par jour !*

**Porridge★★** : bouillie de flocon d'avoine. Féculent.
*Note : évitez de le confectionner avec du lait !*

**Porto★★** : vin de liqueur.

**Port-salut★★** : fromage au lait de vache à pâte pressée et à croûte lavée. Produit laitier.
*Note : pas plus de 30g de fromage par jour !*

**Potage de légumes verts★★** : bouillon de légumes mixés.
*Note : pas de carotte, céleri, asperge, betterave, oseille, bette, haricot vert et haricot beurre !*

**Potage de légumes verts déshydraté★** : potage industriel déshydraté.
*Note : pas de carotte, céleri, asperge, betterave, oseille, bette, haricot vert et haricot beurre !*

**Potage de légumes verts en brique★** : potage industriel prêt à être consommé.
*Note : pas de carotte, céleri, asperge, betterave, oseille, bette, haricot vert et haricot beurre !*

**Pot-au-feu★★** : plat composé de viande de bœuf bouilli avec carotte, poireau, chou... Viande rouge.
*Note : pas de carotte, céleri, asperge, betterave, oseille, bette, haricot vert et haricot beurre ! Ne pas consommer plus de 120g environ de viande, poisson, œufs par jour !*

**Potée★★** : plat composé de viande de porc et de chou bouilli.
*Note : ne pas consommer plus de 120g environ de viande, poisson, œufs par jour !*

**Potimarron★★★** : courge dont le goût rappelle celui de la châtaigne. Légume vert.

**Potiron★★★** : plante potagère dont on consomme le fruit. Légume vert.

**Poudre de caroube★★★** : boisson instantanée à base de poudre de caroube.

**Poule★★** : femelle du coq. Nécessite une cuisson longue en sauce ou bouillie. Volaille.
*Note : ne pas consommer plus de 120g environ de viande, poisson, œufs par jour !*

**Poule au pot★★** : poule bouillie. Volaille.
*Note : ne pas consommer plus de 120g environ de viande, poisson, œufs par jour !*

**Poulet★★** : petit de la poule, abattu avant son âge adulte. Volaille.
*Note : ne pas consommer plus de 120g environ de viande, poisson, œufs par jour !*

**Pouligny Saint-Pierre★★** : fromage au lait cru de chèvre en forme de pyramide.

*Note : pas plus de 30g de fromage par jour !*

**Pouliot**★★★ : voir « Menthe ».

**Poulpe**★★ : pieuvre dont on consomme les tentacules.
*Note : ne pas consommer plus de 120g environ de viande, poisson, œufs par jour !*

**Pourpier**★★★ : plante dont on consomme les feuilles en salade. Légume vert.

**Pousse de haricot mungo**★★★ : jeunes pousses du haricot mungo. Légume vert.

**Pousse de soja**★★★ : voir « Germe de soja ».

**Poutargue** : aliment composé d'œufs de poisson salés et pressés.

**Praire**★★ : mollusque marin comestible.
*Note : ne pas consommer plus de 120g environ de viande, poisson, œufs par jour !*

**Pralin** : mélange de noisettes et d'amandes torréfiées concassées et de sucre.

**Praline** : noisette ou amande grillée enrobée de sucre puis glacée.

**Praliné** : mélange de chocolat et de pralines écrasées.

**Préfou**★★ : pain blanc léger fermenté.

**Profiterole** : petit chou fourré de glace ou de crème pâtissière, accompagné de chocolat fondu et chaud.

**Provolone**★★ : fromage au lait de vache à pâte filée, salé, séché puis fumé. Produit laitier.
*Note : pas plus de 30g de fromage par jour !*

**Pruneau★★** : prune desséchée au four ou au soleil.

**Prune au naturel★★★** : voir « Prune fraîche ».

**Prune au sirop★★** : prune pochée et conservée dans de l'eau très sucrée.

**Prune au sirop léger★★★** : prune pochée et conservée dans de l'eau plus ou moins sucrée.

**Prune confite★★** : prune conservée par remplacement de son eau de constitution par du sucre.

**Prune de coton** : voir « Icaque ».

**Prune fraîche★★★** : fruit du prunier.

**Prunelle au naturel★★★** : voir « Prunelle fraîche ».

**Prunelle au sirop★★** : prunelle pochée et conservée dans de l'eau très sucrée.

**Prunelle au sirop léger★★★** : prunelle pochée et conservée dans de l'eau plus ou moins sucrée.

**Prunelle confite★★** : prunelle conservée par remplacement de son eau de constitution par du sucre.

**Prunelle fraîche(1)★★★** : fruit du prunelier.

**Prunelle séchée★★** : prunelle ayant subie une action de dessiccation au soleil.

**Prunelle(2)★** : liqueur de prunelle.
*Note : uniquement si l'alcool est utilisé dans un plat subissant une cuisson à découvert ! Ne pas boire de boisson alcoolisée !*

**Psalliote★★★** : champignon comestible. Légume vert.

**Pudding**★★ : dessert sucré à base de mie de pain, de semoule ou de riz, de biscuit sec, lié à des œufs et à de la crème fraîche et agrémenté de fruits secs.

**Pulpe d'ail**★★★ : voir « Ail ».

**Pulpe de tomate**★★★ : voir « Purée de tomate ».

**Punch**★ : boisson alcoolisée à base de rhum et de jus de fruit.

**Purée**★★ : préparation culinaire à base de légumes verts ou de certains féculents écrasés.
*Note : pas de purée de carotte, céleri, asperge, betterave, oseille, bette, haricot vert et haricot beurre !*

**Purée d'amande** : amandes en purée à tartiner.

**Purée d'amande complète** : amandes complètes en purée à tartiner.

**Purée d'arachide**★★★★ : graines d'arachides en purée à tartiner.

**Purée d'arachide complète**★★★★ : arachides complètes en purée à tartiner.

**Purée de châtaigne**★ : châtaigne en purée à tartiner.

**Purée de coco**★★ : pulpe de noix de coco en purée à tartiner.

**Purée de fruit** : voir « Compote de fruit ».

**Purée de graine de courge**★★★★ : graines de courges en purée à tartiner.

**Purée de noisette**★★ : noisettes en purée à tartiner.

**Purée de noisette complète**★★ : noisettes complètes en purée à tartiner.

**Purée de noix de cajou**★★★ : noix de cajou en purée à tartiner.

**Purée de noix de cajou complète**★★★ : noix de cajou complètes en purée à tartiner.

**Purée de piment**★★★ : voir « Piment ». Légume vert.

**Purée de pistache**★★★ : pistaches en purée à tartiner.

**Purée de pistache complète**★★★ : pistaches complètes en purée à tartiner.

**Purée de pomme de terre en flocon**★★★ : purée industrielle de pomme de terre déshydratée.

**Purée de sésame** : graines de sésame en purée à tartiner.

# Q

**Quasi de veau**★★ : morceau de la cuisse du veau.
*Note : ne pas consommer plus de 120g environ de viande, poisson, œufs par jour !*

**Quatre-quarts**★★★ : gâteau pour parties égales composées de farine, de sucre, de beurre et d'œufs.

**Quatre-quarts sans gluten**★★★ : gâteau pour parties égales composées de farine sans gluten, de sucre, de beurre et d'œufs.

**Quenelle de saumon**★★ : farce de saumon liée à de l'œuf et à de la mie de pain puis façonnée en boudin.

*Note : ne pas consommer plus de 120g environ de viande, poisson, œufs par jour !*

**Quenelle de veau**★★ : farce de veau liée à de l'œuf et à de la mie de pain puis façonnée en boudin.
*Note : ne pas consommer plus de 120g environ de viande, poisson, œufs par jour !*

**Quenelle de volaille**★★ : farce de volaille liée à de l'œuf et à de la mie de pain puis façonnée en boudin.
*Note : ne pas consommer plus de 120g environ de viande, poisson, œufs par jour !*

**Quiche**★★ : tarte salée à base de pâte brisée garnie de lardons et recouverte d'un appareil à flan : œufs et crème fraîche.
*Note : tout dépend de la garniture de la quiche ! Ne pas consommer plus de 120g environ de viande, poisson, œufs par jour !*

**Quinoa**★ : plante dont on consomme les graines. Féculent. Sans gluten.

**Raclette(1)**★★ : fromage au lait de vache consommé fondu. Produit laitier.
*Note : pas plus de 30g de fromage par jour !*

**Raclette(2)** : mets préparé à base de fromage à raclette, de pommes de terre et de charcuteries diverses.

**Radis**★★★ : plante potagère dont on consomme la racine charnue. Légume vert.

**Ragoût**★★ : plat de viande ou de poisson coupé en morceaux et cuits dans une sauce à base de roux.
*Note : ne pas consommer plus de 120g environ de viande, poisson, œufs par jour !*

**Raie (aile de)**★★ : poisson cartilagineux marin. Poisson à chair blanche.
*Note : ne pas consommer plus de 120g environ de viande, poisson, œufs par jour !*

**Raifort**★★★ : plante potagère cultivée pour sa racine charnue à la saveur poivrée. Légume vert.

**Raiponce cultivée**★★★ : plante potagère dont on consomme les feuilles et les racines en salade. Légume vert.

**Raisin confit**★★ : raisin conservé par remplacement de son eau de constitution par du sucre.

**Raisin de Corinthe** : voir « Raisin sec ».

**Raisin d'ours** : voir « Busserole ».

**Raisinet** : voir « Groseille ».

**Raisin frais**★★★ : fruit de la vigne.

**Raisin sec**★★ : fruit de la vigne ayant subi un séchage appuyé.

**Ramboutan au naturel**★★★ : voir « Ramboutan frais».

**Ramboutan au sirop**★★ : ramboutan poché et conservé dans de l'eau très sucrée. Fruit exotique.

**Ramboutan au sirop léger**★★★ : ramboutan poché et conservé dans de l'eau plus ou moins sucrée. Fruit exotique.

**Ramboutan confit**★★ : ramboutan conservé par remplacement de son eau de constitution par du sucre. Fruit exotique.

**Ramboutan frais**★★★ : fruit du ramboutan. Fruit exotique.

**Ramboutan séché**★★: ramboutan ayant subi une action de dessiccation au soleil. Fruit exotique.

**Rampon**★★★ : voir « Mâche ».

**Râpure**★★ : plat à base de pommes de terre et de viande.
*Note : ne pas consommer plus de 120g environ de viande, poisson, œufs par jour !*

**Rascasse**★★ : poisson marin à chair blanche.
*Note : ne pas consommer plus de 120g environ de viande, poisson, œufs par jour !*

**Ratafia**★ : boisson alcoolisée à base de sucre, de fruit, de fleurs etc.

**Ratatouille**★★★ : plat composé d'aubergine, de poivron, de tomate et de courgette.

**Raviole**★ : petit carré de pâte alimentaire fourré de fromage. Féculent.

**Ravioli au jambon**★★ : petit carré de pâte alimentaire farci de viande de porc, d'herbes hachées, etc. puis poché. Féculent.
*Note : ne pas consommer plus de 120g environ de viande, poisson, œufs par jour !*

**Ravioli de bœuf**★★ : petit carré de pâte alimentaire farci de viande de bœuf, d'herbes hachées, etc. puis poché. Féculent.
*Note : ne pas consommer plus de 120g environ de viande, poisson, œufs par jour !*

**Ravioli de fromage**★ : petit carré de pâte alimentaire farci de divers fromages puis poché. Féculent.

**Reblochon**★★ : fromage au lait cru de vache à pâte pressée non cuite et à croûte lavée. Produit laitier.
*Note : pas plus de 30g de fromage par jour !*

**Réglisse**★★ : petite confiserie au goût d'anis.

**Religieuse**★ : gâteau composé de deux choux superposés fourrés de crème pâtissière et glacé au sucre.

**Rhubarbe** : plante potagère dont on consomme les cardes après cuisson. Légume vert.

**Rhum**★ : eau-de-vie issue de la distillation de jus de canne à sucre.
*Note : uniquement si l'alcool est utilisé dans un plat subissant une cuisson à découvert ! Ne pas boire de boisson alcoolisée !*

**Ricotta**★★ : fromage italien préparé à base du sérum d'autres fromages. Produit laitier.
*Note : pas plus de 30g de fromage par jour !*

**Rigotte**★★ : fromage fait de lait cru de vache et de lait cru de chèvre. Produit laitier.
*Note : pas plus de 30g de fromage par jour !*

**Rillettes de crabe**★ : charcuterie à base de chair de crabe cuite dans l'huile végétale.
*Note : ne pas consommer plus de 120g environ de viande, poisson, œufs par jour !*

**Rillettes de maquereau**★ : charcuterie à base de maquereau cuit dans l'huile végétale.
*Note : ne pas consommer plus de 120g environ de viande, poisson, œufs par jour !*

**Rillettes de porc**★ : charcuterie à base de viande de porc cuite dans sa graisse.
*Note : ne pas consommer plus de 120g environ de viande, poisson, œufs par jour !*

**Rillettes de poulet**★ : charcuterie à base de viande de poulet cuite dans sa graisse.
*Note : ne pas consommer plus de 120g environ de viande, poisson, œufs par jour !*

**Rillettes de sardine** : charcuterie à base de sardine cuite dans l'huile végétale.

**Rillettes de saumon★** : charcuterie à base de saumon cuit dans l'huile végétale.
*Note : ne pas consommer plus de 120g environ de viande, poisson, œufs par jour !*

**Rillettes de thon★** : charcuterie à base de thon cuit dans l'huile végétale.
*Note : ne pas consommer plus de 120g environ de viande, poisson, œufs par jour !*

**Rillettes d'oie★** : charcuterie à base de viande d'oie cuite dans sa graisse.
*Note : ne pas consommer plus de 120g environ de viande, poisson, œufs par jour !*

**Rillons★ ★** : dés de poitrine de porc rissolés et confits entiers dans leur graisse de cuisson. Charcuterie.
*Note : ne pas consommer plus de 120g environ de viande, poisson, œufs par jour !*

**Ris d'agneau★ ★** : thymus de l'agneau. Abat.
*Note : ne pas consommer plus de 120g environ de viande, poisson, œufs par jour !*

**Ris de veau★ ★** : thymus du veau. Abat.
*Note : ne pas consommer plus de 120g environ de viande, poisson, œufs par jour !*

**Risotto★ ★ ★** : riz au gras, revenu avec des oignons et diversement agrémenté.

**Rissole★ ★** : petit chausson de pâte feuilletée garni de viande ou de poisson.

**Riz blanc★ ★** : riz dont on a éliminé la totalité de l'écorce et donc du son. Féculent. Sans gluten.

**Riz complet**★★★ : riz consommé intact avec son écorce. Féculent. Sans gluten.

**Riz paddy**★★★ : voir « Riz complet ».

**Riz rouge**★★★ : riz complet rare de couleur rouge.

**Riz sauvage**★★★ : voir « Riz complet ».

**Rocamadour**★★ : fromage rond et plat au lait cru de chèvre. Produit laitier.
*Note : pas plus de 30g de fromage par jour !*

**Rocher**★ : voir « Chocolat au lait ».

**Rognon d'agneau**★★ : rein d'agneau. Abat.
*Note : ne pas consommer plus de 120g environ de viande, poisson, œufs par jour !*

**Rognon de bœuf**★★ : rein de bœuf. Abat.
*Note : ne pas consommer plus de 120g environ de viande, poisson, œufs par jour !*

**Rognon de génisse**★★ : rein de génisse. Abat.
*Note : ne pas consommer plus de 120g environ de viande, poisson, œufs par jour !*

**Rognon de porc**★★ : rein de porc. Abat.
*Note : ne pas consommer plus de 120g environ de viande, poisson, œufs par jour !*

**Rognon de veau**★★ : rein de veau. Abat.
*Note : ne pas consommer plus de 120g environ de viande, poisson, œufs par jour !*

**Rognonnade**★★: longe de veau roulée et garnie de rognons. Abat.
*Note : ne pas consommer plus de 120g environ de viande, poisson, œufs par jour !*

**Rollmops**★★ : hareng cru roulé autour d'un cornichon mariné dans du vinaigre et des épices.
*Note : ne pas consommer plus de 120g environ de viande, poisson, œufs par jour !*

**Rollot**★★ : fromage au lait de vache à pâte molle en forme de cœur. Produit laitier.
*Note : pas plus de 30g de fromage par jour !*

**Romarin**★★★★ : plante aromatique.

**Rond de tranche**★★ : morceau de bœuf gras et très tendre correspondant aux quadriceps. Viande rouge.
*Note : ne pas consommer plus de 120g environ de viande, poisson, œufs par jour !*

**Roquefort**★★ : fromage à pâte persillée au lait cru de brebis. Produit laitier.
*Note : pas plus de 30g de fromage par jour !*

**Roquette**★★★ : plante annuelle dont les feuilles à saveur piquante sont consommées en salade. Légume vert.

**Rosbif**★★ : pièce de bœuf rôtie. Viande rouge.
*Note : ne pas consommer plus de 120g environ de viande, poisson, œufs par jour !*

**Rosé des prés**★★★ : champignon sauvage.

**Rosette**★ : gros saucisson cru. Charcuterie.
*Note : ne pas consommer plus de 120g environ de viande, poisson, œufs par jour !*

**Rotengle**★★ : poisson d'eau douce à chair blanche.
*Note : ne pas consommer plus de 120g environ de viande, poisson, œufs par jour !*

**Rôti**★★ : pièce de viande ou volaille cuite au four.
*Note : ne pas consommer plus de 120g environ de viande, poisson, œufs par jour !*

**Rouelle de porc★★** : tranche épaisse du cuisseau de porc.
*Note : ne pas consommer plus de 120g environ de viande, poisson, œufs par jour !*

**Rouelle de veau★★** : tranche épaisse du cuisseau de veau.
*Note : ne pas consommer plus de 120g environ de viande, poisson, œufs par jour !*

**Rouget★★** : poisson marin à chair blanche.
*Note : ne pas consommer plus de 120g environ de viande, poisson, œufs par jour !*

**Rouille★★★** : aïoli et piments accompagnant la soupe de poisson ou la bouillabaisse.

**Rousseau★★** : poisson marin à chair blanche.
*Note : ne pas consommer plus de 120g environ de viande, poisson, œufs par jour !*

**Roussette★★** : poisson marin cartilagineux (petit requin) à chair blanche.
*Note : ne pas consommer plus de 120g environ de viande, poisson, œufs par jour !*

**Roux★★★** : préparation faite de farine et de beurre roussis servant à lier des sauces.

**Rumsteck★★** : morceau tendre de bœuf à griller ou à rôtir. Viande rouge.
*Note : ne pas consommer plus de 120g environ de viande, poisson, œufs par jour !*

**Russule charbonnière★★★** : champignon des bois comestible. Légume vert.

**Rutabaga★★★** : plante potagère dont on consomme la racine boursoufflée. Légume vert.

# S

**Sabayon** : entremets à base de jaunes d'œufs et de sucre fouettés, additionné d'alcool et de vin.

**Sablé★★** : petit biscuit rond à base de sucre, de jaunes d'œufs et de beurre.

**Sabre★★** : poisson marin à chair blanche.
*Note : ne pas consommer plus de 120g environ de viande, poisson, œufs par jour !*

**Saccharine★★★** : édulcorant de synthèse.

**Saccharose★★** : voir « Sucre blanc ».

**Safran★★★** : épice.

**Saignante (cuisson)★★** : cuire du bœuf, du canard ou de l'agneau de façon incomplète. Viande rouge.
*Note : pas plus de 30g de fromage par jour !*

**Saindoux★★★** : graisse de porc.

**Saint-André★★** : fromage au lait de vache à pâte molle et à croûte fleurie. Fromage triple crème. Produit laitier.
*Note : pas plus de 30g de fromage par jour !*

**Sainte-Maure★★** : fromage au lait cru de chèvre en forme de cylindre allongé. Produit laitier.
*Note : pas plus de 30g de fromage par jour !*

**Saint-Félicien★★** : voir « Saint-Marcellin ».

**Saint-Florentin**★★ : fromage au lait cru ou pasteurisé de vache à pâte molle et à croûte lavée. Produit laitier.
*Note : pas plus de 30g de fromage par jour !*

**Saint-honoré**★★ : gâteau en pâte feuilletée bordé de petits choux à la crème et garni de crème Chantilly.
*Note : pas plus de 30g de fromage par jour !*

**Saint-Marcellin**★★ : fromage au lait de vache à pâte molle et à croûte fleurie. Produit laitier.
*Note : pas plus de 30g de fromage par jour !*

**Saint-Nectaire**★★ : fromage au lait de vache à pâte pressée non cuite et à croûte fleurie. Produit laitier.
*Note : pas plus de 30g de fromage par jour !*

**Saint-Paulin**★★ : fromage au lait de vache à pâte pressée non cuite et à croûte lavée. Produit laitier.
*Note : pas plus de 30g de fromage par jour !*

**Saint-pierre**★★ : poisson marin à chair blanche.
*Note : ne pas consommer plus de 120g environ de viande, poisson, œufs par jour !*

**Saké**★ : boisson japonaise à base d'alcool de riz.

**Salacca au naturel**★★★ : voir « Salacca frais».

**Salacca au sirop**★★ : salacca poché et conservé dans de l'eau très sucrée. Fruit exotique.

**Salacca au sirop léger**★★★ : salacca poché et conservé dans de l'eau plus ou moins sucrée. Fruit exotique.

**Salacca confit**★★: salacca conservé par remplacement de son eau de constitution par du sucre. Fruit exotique.

**Salacca frais**★★★ : fruit provenant d'une famille de palmiers, fruit exotique.

**Salade★★★** : plante potagère feuillue telle le cresson, chicorée, laitue, mâche, etc. Légume vert.

**Salade de fruits frais★★★** : mélange de divers fruits frais sans aucun ajout.
*Note : pas de fraise !*

**Salade de fruits au sirop★★** : mélange de divers fruits pochés et conservés dans leur sirop de pochage.
*Note : pas de fraise !*

**Salade de fruits au sirop léger★★★** : mélange de divers fruits frais conservés dans leur sirop de pochage à teneur réduite en sucre.
*Note : pas de fraise !*

**Salade russe★★** : macédoine de légumes à la mayonnaise.
*Note : pas de carotte, céleri, asperge, betterave, oseille, bette, haricot vert et haricot beurre !*

**Salami★** : saucisson sec italien. Charcuterie.
*Note : ne pas consommer plus de 120g environ de viande, poisson, œufs par jour !*

**Salers★★** : fromage à pâte pressée non cuite au lait cru de vache.
*Note : pas plus de 30g de fromage par jour !*

**Salicorne★** : plante des rivages marins dont on consomme les tiges comme condiment. Légume vert.

**Salmis★★** : ragoût de pièces de gibier ou de volaille cuites dans une sauce au vin rouge.

**Salsifis★★★** : plante potagère dont on consomme la racine. Légume vert.

**Samoussa★★** : beignet triangulaire fait d'une fine pâte de farine de blé enrobant une farce à base de viande, poisson, vermicelle de riz, légumes verts, etc.

*Note : ne pas consommer plus de 120g environ de viande, poisson, œufs par jour !*

**Sandre★★** : poisson d'eau douce à chair blanche.
*Note : ne pas consommer plus de 120g environ de viande, poisson, œufs par jour !*

**Sandwich★★** : pain coupé en tranches, à l'intérieur desquelles on place une tranche de viande, de poisson, de fromage, etc.
*Note : tout dépend de la garniture du sandwich ! Ne pas consommer plus de 120g environ de viande, poisson, œufs par jour ! Modérez le fromage !*

**Sanglier (viande de... tous morceaux confondus)★★** : représente les viandes non préparées ni transformées, nature, prêtes à être cuisinées provenant du sanglier. Gibier.
*Note : ne pas consommer plus de 120g environ de viande, poisson, œufs par jour !*

**Sangria★** : vin rouge dans lequel macèrent des fruits. Boisson alcoolisée.

**Sapotille au naturel★★★** : voir « Sapotille fraîche».

**Sapotille au sirop★★** : sapotille pochée et conservée dans de l'eau très sucrée. Fruit exotique.

**Sapotille au sirop léger★★★** : sapotille pochée et conservée dans de l'eau plus ou moins sucrée. Fruit exotique.

**Sapotille confite★★** : sapotille conservée par remplacement de son eau de constitution par du sucre. Fruit exotique.

**Sapotille fraîche★★★** : fruit du sapotier. Fruit exotique.

**Sapotille séchée★★** : sapotille ayant subie une action de dessiccation au soleil. Fruit exotique.

**Sar★★** : poisson marin à chair blanche.

*205*

*Note : ne pas consommer plus de 120g environ de viande, poisson, œufs par jour !*

**Sarrasin grillé★★★** : graine de sarrasin grillée et prête à la consommation.

**Sarcelle★★** : canard sauvage. Gibier.
*Note : ne pas consommer plus de 120g environ de viande, poisson, œufs par jour !*

**Sardine à la tomate** : conserve de sardine à la tomate.

**Sardine à l'huile** : sardine conservée dans l'huile en conserve.

**Sardine au citron** : conserve de sardine à l'huile et au citron.

**Sardine au naturel** : conserve de sardine sans aucun ajout ni transformation autre que la stérilisation.

**Sardine au piment** : conserve de sardine à l'huile et au piment.

**Sardine aux herbes de Provence** : conserve de sardine à l'huile et aux herbes de Provence.

**Sardine fraîche** : poisson gras marin fraîchement péché.

**Sardinelle** : poisson gras marin.

**Sarrasin** : voir « Farine de sarrasin ».

**Sarriette★★★** : plante condimentaire.

**Sashimi★★** : plat à base de poisson et de fruits de mer crus accompagné de sauce de soja.
*Note : ne pas consommer plus de 120g environ de viande, poisson, œufs par jour !*

**Sassenage★★** : fromage au lait de vache à pâte ferme et à moisissures internes. Produit laitier.

*Note : pas plus de 30g de fromage par jour !*

**Sauce aigre douce**★★ : sauce à la tomate légèrement sucrée.

**Sauce anglaise**★★★ : sauce blanche additionnée de bouillon de poulet, de madère et de purée de tomate.

**Sauce au poivre**★★★ : sauce élaborée avec de la farine et du beurre, additionnée de poivre en grains concassés.

**Sauce barbecue**★★★ : sauce principalement à base de sucre, d'aromes et de purée de tomate.

**Sauce basquaise**★★★ : sauce à base de tomate, d'oignon, de poivron, d'olive et de piment d'Espelette.

**Sauce béarnaise**★★★ : sauce élaborée à partir de jaunes d'œufs, d'ail, d'échalote, d'estragon et de beurre.

**Sauce béchamel**★★ : sauce blanche composée d'un roux et de lait.

**Sauce blanche**★★★ : roux blanc confectionné à partir de beurre et de farine.

**Sauce bolognaise**★★★ : sauce à base de tomate, d'oignon et de viande hachée (en général de la viande de bœuf, donc viande rouge).
*Note : ne pas consommer plus de 120g environ de viande, poisson, œufs par jour !*

**Sauce burger**★★★ : sauce principalement à base d'huile végétale, d'aromes, de sucre et de purée de tomate.

**Sauce carbonara** : sauce à base de crème fraîche, de parmesan, de jaunes d'œufs et d'herbes aromatiques.

**Sauce champignon**★★★ : sauce à base de tomate, d'oignon, de champignon et de fines herbes.

**Sauce d'huître**★★★ : sauce issu de la réduction d'un bouillon d'huîtres additionné de fécule de maïs.

**Sauce d'huître végétarienne**★★★ : sauce issu de la réduction d'un bouillon de shiitakés (champignons noirs).

**Sauce gribiche**★★★ : sauce élaborée à base d'œufs, d'huile végétale, de cornichons, de vinaigre et de fines herbes.

**Sauce hollandaise**★★★ : sauce élaborée à partir de jaunes d'œufs et de beurre.

**Sauce madère**★★★ : sauce élaborée à partir de farine, de beurre, de lardon, de bouillon et de madère.

**Sauce marinière**★★★ : sauce blanche élaborée à l'aide de bouillon de poisson et de vin blanc.

**Sauce mexicaine**★★★ : sauce à base de tomate, de poivron, d'oignon et d'épices.

**Sauce Mornay** : sauce blanche à laquelle on incorpore du gruyère râpé.

**Sauce napolitaine**★★★ : sauce à base de tomate, d'olive et de diverses herbes aromatiques.

**Sauce nuoc-mâm**★★★ : extrait d'anchois putréfiés.

**Sauce pesto** : sauce à base de tomate, de basilic et de parmesan.

**Sauce poulette**★★★ : sauce blanche additionnée de jaunes d'œufs et de jus de citron.

**Sauce pour nem**★★★ : voir « Sauce nuoc-mâm ».

**Sauce provençale**★★★ : sauce à base de tomate, d'oignon, de poivron, d'olive, d'huile d'olive et de thym.

**Sauce rémoulade★★★** : sauce élaborée à partir d'huile végétale, de moutarde et d'échalote.

**Sauce sashimi★★★** : voir « Sauce sushi ».

**Sauce soja★★★** : protéines végétales fermentées additionnées d'aromes de viande.

**Sauce sushi★★★** : sauce soja fermentée.

**Sauce tartare★★★** : mayonnaise très relevée additionnée d'oignon, de câpre et de fines herbes.

**Sauce tomate cuisinée★★★** : tomates cuisinées industriellement accompagnées d'aromates, de viande, d'additifs, etc. en conserve.

**Sauce viandox★★★** : voir « Sauce soja ».

**Sauce vinaigrette★★★** : sauce élaborée à partir d'huile végétale et de vinaigre.

**Sauce vinaigrette industrielle★★★** : sauce élaborée à partir d'huile végétale et de vinaigre industriellement.

**Sauce vinaigrette industrielle allégée★★★** : sauce élaborée à partir d'huile végétale et de vinaigre industriellement et allégée en matières grasses.

**Sauce yakitori★★★** : sauce soja fermentée et sucrée.

**Saucisse à l'oignon★** : chair hachée de porc et assaisonnée d'oignon, etc. mise dans un boyau. Charcuterie.
*Note : ne pas consommer plus de 120g environ de viande, poisson, œufs par jour !*

**Saucisse cocktail★** : petite saucisse de porc au goût fumé. Charcuterie.
*Note : ne pas consommer plus de 120g environ de viande, poisson, œufs par jour !*

**Saucisse de Francfort** : saucisse de porc fumée précuite. Charcuterie.

**Saucisse de Montbéliard** : saucisse de porc crue fumée. Charcuterie.

**Saucisse de Morteau** : voir « Saucisse fumée ». Charcuterie.

**Saucisse de Strasbourg★** : saucisse longue et fine à base de porc et de bœuf. Charcuterie.
*Note : ne pas consommer plus de 120g environ de viande, poisson, œufs par jour !*

**Saucisse de Toulouse★** : saucisse de porc crue. Charcuterie.
*Note : ne pas consommer plus de 120g environ de viande, poisson, œufs par jour !*

**Saucisse de volaille★★** : saucisse à base de viande de volaille. Charcuterie.
*Note : ne pas consommer plus de 120g environ de viande, poisson, œufs par jour !*

**Saucisse de tofu★★★** : saucisse à base de soja et d'huile végétale.

**Saucisse fumée** : saucisse de porc ayant subie un fumage. Charcuterie.

**Saucisse sèche★** : voir « Saucisson sec ».

**Saucisson à l'ail★** : grosse saucisse consommée cuite. Charcuterie.
*Note : ne pas consommer plus de 120g environ de viande, poisson, œufs par jour !*

**Saucisson sec★** : grosse saucisse consommée crue après dessiccation. Charcuterie.
*Note : ne pas consommer plus de 120g environ de viande, poisson, œufs par jour !*

**Sauge**★★★ : plante condimentaire.

**Saumon au naturel**★★ : conserve de saumon sans aucun ajout ni transformation autre que la stérilisation.
*Note : ne pas consommer plus de 120g environ de viande, poisson, œufs par jour !*

**Saumon blanc**★★ : voir « Merlu ».

**Saumon frais**★★ : poisson gras d'eau douce.
*Note : ne pas consommer plus de 120g environ de viande, poisson, œufs par jour !*

**Saumonette**★★ : voir « Roussette ».

**Saumon fumé** : saumon ayant subi une action de salage puis de fumage.

**Saupiquet(1)**★★ : préparation de lièvre ou de canard rôti servi avec une sauce épicée liée au sang. Gibier.
*Note : ne pas consommer plus de 120g environ de viande, poisson, œufs par jour !*

**Saupiquet(2)**★★ : jambon poêlé servi avec une sauce piquante.
*Note : ne pas consommer plus de 120g environ de viande, poisson, œufs par jour !*

**Sauret** : voir « Hareng saur ».

**Sauté (cuisson en)**★★★ : cuire un aliment à feu vif dans de la matière grasse.

**Savarin**★ : gâteau à pâte levée imbibé de rhum et garni de crème.

**Sbrinz** : fromage au lait cru de vache à pâte dure très longuement affiné. Produit laitier.

**Scampi**★★ : friture de beignet de langoustine.

*Note : ne pas consommer plus de 120g environ de viande, poisson, œufs par jour !*

**Scarole★★★** : chicoré à large feuille consommée en salade. Légume vert.

**Schiedam★** : eau-de-vie parfumée au genièvre.
*Note : uniquement si l'alcool est utilisé dans un plat subissant une cuisson à découvert ! Ne pas boire de boisson alcoolisée !*

**Sciène★★** : voir « Maigre» (poisson).

**Scolyme★★★** : plante potagère dont on consomme les racines. Légume vert.

**Scorpène★★** : voir « Rascasse ».

**Scorsonère★★★** : plante potagère dont on consomme les racines noires et allongées. Légume vert.

**Scotch★** : whisky d'Ecosse.

**Sébaste★★** : poisson marin à chair blanche.
*Note : ne pas consommer plus de 120g environ de viande, poisson, œufs par jour !*

**Seiche★★** : mollusque marin voisin du calamar.
*Note : ne pas consommer plus de 120g environ de viande, poisson, œufs par jour !*

**Seigle★★★** : céréale source de gluten dont on extrait de la farine. Féculent.

**Seitan★★★** : produit alimentaire à base de protéines de blé.

**Sel d'ail★★** : mélange de sel de table et d'ail déshydraté en poudre.
*Note : avec modération !*

**Sel de céleri★★** : céleri en poudre.

*Note : avec modération !*

**Sel de table**★ : chlorure de sodium servant à l'assaisonnement des plats.
*Note : avec grande modération !*

**Sel de régime**★★★★ : chlorure de potassium servant à l'assaisonnement des plats. Certains sels de régimes possèdent pour un tiers de leur contenu du chlorure de sodium (sel de table standard).

**Sel d'oignon**★★ : mélange de sel de table et d'oignon déshydraté en poudre.
*Note : avec modération !*

**Semoule de « ... »** : voir « Pâte alimentaire de « ... » ».

**Sépiole**★★ : petite sèche comestible.
*Note : ne pas consommer plus de 120g environ de viande, poisson, œufs par jour !*

**Septmoncel**★★ : fromage au lait de vache à moisissures internes. Produit laitier.
*Note : pas plus de 30g de fromage par jour !*

**Séré** : voir « Fromage blanc ».

**Serpolet**★★★ : plante condimentaire.

**Serran**★★ : poisson marin à chair blanche.
*Note : ne pas consommer plus de 120g environ de viande, poisson, œufs par jour !*

**Shiitake**★★★ : champignon comestible frais ou séché. Légume vert.

**Shoyu nature**★★★ : sauce de haricots de soja fermentés.

**Shoyu sucré**★★★ : sauce de haricots de soja fermentés et sucrée.

**Silure★★** : poisson d'eau douce à chair blanche.
*Note : ne pas consommer plus de 120g environ de viande, poisson, œufs par jour !*

**Sirop★★** : solution composée d'eau et de sucre.

**Sirop d'agave★★** : sirop considéré comme édulcorant produit à partir de l'agave.

**Sirop de datte★★** : sirop sucré obtenu à partir d'extraits de datte.

**Sirop de fleur de coco★★** : sirop sucré obtenu à partir de la sève de palmier.

**Sirop de maïs★★** : édulcorant obtenu à partir de l'amidon de maïs.

**Sirop d'érable★★** : solution sucrée obtenue par l'évaporation de la sève de l'érable à sucre.

**Sirop de riz★★** : édulcorant obtenu par la fermentation de grains de riz et d'orge.

**Sirop 0% de sucre★★★** : sirop à base d'un édulcorant, en général d'extraits de Stévia.

**Soda★★** : boisson gazeuse faite d'eau, de gaz et de sucre, voir de jus de fruit.
*Note : pas de cola !*

**Soda light★★** : boisson gazeuse faite d'eau, de gaz et d'un ou plusieurs édulcorants.
*Note : pas de cola !*

**Soda zéro★★** : boisson gazeuse faite d'eau, de gaz et d'un ou plusieurs édulcorants.
*Note : pas de cola !*

**Soja★★★** : légumineuse dont on consomme les graines.

**Sole** ★ ★ : poisson plat marin à chair blanche.
*Note : ne pas consommer plus de 120g environ de viande, poisson, œufs par jour !*

**Son d'avoine** ★ ★ ★ : résidu de la mouture de l'avoine.

**Son de blé** ★ ★ ★ : résidu de la mouture du blé.

**Son de maïs** ★ ★ ★ : résidu de la mouture du maïs.

**Son de riz** ★ ★ ★ : résidu de la mouture du riz.

**Sorbe au naturel** ★ ★ ★ : voir « Sorbe fraîche».

**Sorbe au sirop** ★ ★ : sorbe pochée et conservée dans de l'eau très sucrée.

**Sorbe au sirop léger** ★ ★ ★ : sorbe pochée et conservée dans de l'eau plus ou moins sucrée.

**Sorbe confite** ★ ★ : sorbe conservée par remplacement de son eau de constitution par du sucre.

**Sorbe fraîche** ★ ★ ★ : fruit du sorbier.

**Sorbet** ★ ★: entremets glacé à base de sucre et d'une purée ou d'un jus de fruit.

**Sorgho** ★ ★ : voir « Farine de sorgho ».

**Souchet comestible** ★ ★ : plante dont on consomme les tubercules. Légume vert.

**Sou-chong** ★ ★ : thé noir de Chine.

**Soufflé** ★ ★ ★ : préparation culinaire à base de blancs d'œufs battus en neige qui provoquent, lors de la cuisson, une augmentation du volume.

Soumaintrain
- Steak haché de bœuf à 5% de matières grasses

**Soumaintrain★★** : fromage au lait de vache à pâte molle et à croûte lavée. Produit laitier.
*Note : pas plus de 30g de fromage par jour !*

**Souris d'agneau★★** : voir « Gigot ». Viande rouge.

**Souvlaki★★** : brochette grillée de porc, d'agneau et de bœuf.
*Note : ne pas consommer plus de 120g environ de viande, poisson, œufs par jour !*

**Soya★★★** : voir « Soja ».

**Spaghetti complète★★★** : voir « Pâte alimentaire de blé complet ».

**Spaghetti de froment★★** : voir « Pâte alimentaire de blé ».

**Spécialité de fruit★★★** : fruit cuit avec du fructose ajouté et de la pectine de fruit.

**Spéculoos★★** : biscuit sec très sucré.

**Spet★★** : poisson marin à chair blanche.
*Note : ne pas consommer plus de 120g environ de viande, poisson, œufs par jour !*

**Spiruline★★★** : cyanobactérie marine utilisée dans l'élaboration d'aliments diététiques.

**Sprat★★** : poisson gras marin.
*Note : ne pas consommer plus de 120g environ de viande, poisson, œufs par jour !*

**Steak★★** : voir « Bifteck ».

**Steak haché de bœuf à 5% de matières grasses★★** : viande de bœuf hachée à 5% de matières grasses. A griller.
*Note : ne pas consommer plus de 120g environ de viande, poisson, œufs par jour !*

**Steak haché de bœuf à 15% de matières grasses**★★ : viande de bœuf hachée à 15% de matières grasses. A griller.
*Note : ne consommez pas de viande rouge plus d'une fois par semaine.*
*Note : ne pas consommer plus de 120g environ de viande, poisson, œufs par jour !*

**Steak haché de bœuf avec protéines végétales**★★★ : steak haché constitué pour 80% de viande de bœuf hachée et pour 20% de protéines d'origine végétale.
*Note : ne pas consommer plus de 120g environ de viande, poisson, œufs par jour !*

**Steak haché de jambon**★★ : viande de porc hachée.
*Note : ne pas consommer plus de 120g environ de viande, poisson, œufs par jour !*

**Steak haché de veau**★★ : viande de veau hachée.
*Note : ne pas consommer plus de 120g environ de viande, poisson, œufs par jour !*

**Steak tartare**★★ : steak haché de bœuf consommé cru. Viande rouge.
*Note : ne pas consommer plus de 120g environ de viande, poisson, œufs par jour !*

**Steak végétal**★★ : steak de céréales, à base de blé et/ou de quinoa et/ou de soja, etc. Sans viande.
*Note : attention au quinoa !*

**Stévia (extraits de)**★★★ : extraits au gout très sucré d'une plante « la Stévia », utilisés comme édulcorant à la place du sucre, très faible en calorie.

**Stilton**★★ : fromage au lait de vache à pâte persillée. Produit laitier.
*Note : pas plus de 30g de fromage par jour !*

**Strudel**★★ : pâtisserie faite d'une pâte roulée fourrée de pomme à la cannelle et de raisins secs.

**Substitut de sel**★★★ : préparation sans chlorure de sodium visant à remplacer le sel.
*Note : tout dépend de la garniture ou de la nature du substitut !*

**Sucette**★★ : bonbon de sucre fixé sur un bâtonnet. Sucre rapide.

**Sucralose**★★★ : édulcorant utilisé à la place du sucre pour obtenir un goût sucré, très peu calorique.

**Sucre à la crème**★★ : confiserie à base de sucre et de crème.

**Sucre blanc**★★ : substance très sucrée extraite de la canne à sucre et/ou de la betterave à sucre. Sucre rapide.

**Sucre de canne**★★ : sucre issue de la canne à sucre uniquement. Sucre rapide.

**Sucre de fleur de coco**★★ : sucre issu de la sève de palmier. Sucre rapide.

**Sucre d'orge**★★ : bâtonnet de sucre cuit aromatisé. Sucre rapide.

**Sucre glace**★★ : sucre blanc en poudre extrêmement fin. Sucre rapide.

**Sucre glace de coco**★★ : sucre de fleur de coco en poudre extrêmement fin. Sucre rapide.

**Sucre roux**★★ : sucre de canne ayant conservé ses impuretés.

**Sucrette**★★★ : voir « Aspartame », « Sucralose » ou « Stévia ».

**Sucre vanillé**★★ : sucre accompagné d'extraits de vanille.

**Sumac**★★★ : épice à l'arrière goût salé.

**Surgelé**★★★ : produit alimentaire conservé par surgélation.

**Surimi**★★ : pâte de chair de poisson aromatisée au crabe.
*Note : ne pas consommer plus de 120g environ de viande, poisson, œufs par jour !*

**Surlonge de bœuf**★★ : pièce de bœuf à mijoter. Viande rouge.
*Note : ne pas consommer plus de 120g environ de viande, poisson, œufs par jour !*

**Sushi**★★ : boulette de riz entourée de poisson cru découpé en fine lamelle et enroulée dans une feuille d'algue.
*Note : ne pas consommer plus de 120g environ de viande, poisson, œufs par jour !*

# *T*

**Tabasco**★★★ : voir « Purée de piment ».

**Taboulé**★★★ : mélange de semoule de blé, de tomate, d'oignon, de poivron, de raisin sec et de feuille de menthe le tout additionné d'huile d'olive. Féculent.

**Taboulé de quinoa**★ : mélange de quinoa, de tomate, d'oignon, de poivron, de raisin sec et de feuille de menthe le tout additionné d'huile d'olive. Féculent. Sans gluten.

**Tacaud**★★ : poisson marin à chair blanche.
*Note : ne pas consommer plus de 120g environ de viande, poisson, œufs par jour et pas plus de 30g de fromage par jour !*

**Taco**★ : crêpe de farine de maïs garnie de viande, de fromage et de sauce piquante. Féculent. Sans gluten.
*Note : ne pas consommer plus de 120g environ de viande, poisson, œufs par jour !*

**Tafia★** : voir « Rhum ».

**Tagine★★** : plat fait de morceaux de viande ou de poisson cuits à l'étouffé avec des légumes verts et divers fruits secs.
*Note : ne pas consommer plus de 120g environ de viande, poisson, œufs par jour !*

**Tahini** : voir « Crème de sésame ».

**Tajine★★** : voir « Tagine ».

**Tamara★** : pâte à base d'œufs de poisson salés, de l'huile d'olive, de la mie de pain et du jus de citron.

**Tamari★★★** : voir « Sauce soja ».

**Tamarillo★★★** : petit fruit exotique provenant de l'arbre à tomates.

**Tamarin au naturel★★★** : voir « Tamarin frais».

**Tamarin au sirop★★** : tamarin poché et conservé dans de l'eau très sucrée. Fruit exotique.

**Tamarin au sirop léger★★★** : tamarin poché et conservé dans de l'eau plus ou moins sucrée. Fruit exotique.

**Tamarin confit★★** : tamarin conservé par remplacement de son eau de constitution par du sucre. Fruit exotique.

**Tamarin frais★★★** : fruit du tamarinier. Fruit exotique laxatif.

**Tamarin séché★★** : tamarin ayant subi une action de dessiccation au soleil. Fruit exotique.

**Tanche★★** : poisson d'eau douce à chair blanche.
*Note : ne pas consommer plus de 120g environ de viande, poisson, œufs par jour !*

**Tandoori** ★ ★ : plat indien composé de viande marinée et épicée cuite dans un four en terre.
*Note : ne pas consommer plus de 120g environ de viande, poisson, œufs par jour !*

**Tangerine** : voir « Clémentine ».

**Tango** ★ : demi de bière additionné de grenadine.

**Tapenade** ★ ★ : condiment fait d'olives noires, de câpres et d'anchois écrasés, le tout additionné d'huile d'olive.

**Tapioca** ★ ★ ★ : fécule de manioc. Sans gluten.

**Taro** ★ : plante tropicale cultivée pour son tubercule comestible. Légume vert.

**Tartare d'algue** ★ ★ ★ : préparation à base d'algue comestible, d'huile végétale et de divers condiments.

**Tarte** ★ ★ : préparation faite d'une pâte amincie garnie de crème, poisson, viande, etc. puis cuite au four.
*Note : tout dépend de la garniture de la tarte !*

**Tartelette** ★ ★ : voir « Tarte ».

**Tartiflette** : plat composé de reblochon fondu, de pomme de terre, de lardon et d'oignon.

**Tartine craquante amarante** ★ ★ : tartine plate et légère extrudée à base de farine d'amarante raffinée. Féculent. Sans gluten.

**Tartine craquante amarante complète** ★ ★ : tartine plate et légère extrudée à base de farine d'amarante complète. Féculent. Sans gluten.

**Tartine craquante arachide** ★ ★ ★ ★ : tartine plate et légère extrudée à base de farine d'arachide raffinée. Féculent. Sans gluten.

Tartine craquante arachide complète
- Tartine craquante fonio complète

**Tartine craquante arachide complète**★★★★ : tartine plate et légère extrudée à base de farine d'arachide complète. Féculent. Sans gluten.

**Tartine craquante avoine**★★ : tartine plate et légère extrudée à base de farine d'avoine raffinée. Féculent.

**Tartine craquante avoine complète**★★★ : tartine plate et légère extrudée à base de farine d'avoine complète. Féculent.

**Tartine craquante avoine sans gluten**★★ : tartine plate et légère extrudée à base de farine d'avoine raffinée et dépourvue de gluten. Féculent.

**Tartine craquante blé complète**★★★ : tartine plate et légère extrudée à base de farine de blé complète. Féculent.

**Tartine craquante châtaigne**★ : tartine plate et légère extrudée à base de farine de châtaigne. Féculent. Sans gluten.

**Tartine craquante chia**★★★ : tartine plate et légère extrudée à base de farine de chia. Féculent. Sans gluten.

**Tartine craquante coco**★★★ : tartine plate et légère extrudée à base de farine de coco. Féculent. Sans gluten.

**Tartine craquante épeautre**★★ : tartine plate et légère extrudée à base de farine d'épeautre raffinée. Féculent.

**Tartine craquante épeautre complète**★★★ : tartine plate et légère extrudée à base de farine d'épeautre complète. Féculent.

**Tartine craquante fonio**★★★ : tartine plate et légère extrudée à base de farine de fonio raffinée. Féculent. Sans gluten.

**Tartine craquante fonio complète**★★★ : tartine plate et légère extrudée à base de farine de fonio complète. Féculent. Sans gluten.

**Tartine craquante froment★★** : tartine plate et légère extrudée à base de farine de blé tendre raffinée. Féculent.

**Tartine craquante graine de caroube★★★** : tartine plate et légère extrudée à base de farine de graine de caroube raffinée. Féculent. Sans gluten.

**Tartine craquante igname★★★** : tartine plate et légère extrudée à base de farine d'igname raffinée. Féculent. Sans gluten.

**Tartine craquante kamut★★** : tartine plate et légère extrudée à base de farine de kamut raffinée. Féculent.

**Tartine craquante kamut complète★★★** : tartine plate et légère extrudée à base de farine de kamut complète. Féculent.

**Tartine craquante lentille★** : tartine plate et légère extrudée à base de farine de lentille. Féculent. Sans gluten.

**Tartine craquante lin★★** : tartine plate et légère extrudée à base de farine de lin. Féculent. Sans gluten.

**Tartine craquante lupin★★★** : tartine plate et légère extrudée à base de farine de lupin. Féculent. Sans gluten.

**Tartine craquante maïs★★** : tartine plate et légère extrudée à base de farine de maïs raffinée. Féculent. Sans gluten.

**Tartine craquante maïs complète★★★** : tartine plate et légère extrudée à base de farine de maïs complète. Féculent. Sans gluten.

**Tartine craquante manioc★★** : tartine plate et légère extrudée à base de farine de manioc raffinée. Féculent. Sans gluten.

**Tartine craquante millet★★** : tartine plate et légère extrudée à base de farine de millet raffinée. Féculent. Sans gluten.

Tartine craquante millet complète
- Tartine craquante quinoa complète

**Tartine craquante millet complète★★★** : tartine plate et légère extrudée à base de farine de millet complète. Féculent. Sans gluten.

**Tartine craquante multicéréale★★★** : tartine plate et légère extrudée à base de diverses céréales. Féculent.

**Tartine craquante oignon★★★** : tartine plate et légère extrudée à l'oignon. Féculent.

**Tartine craquante orge★★** : tartine plate et légère extrudée à base de farine d'orge raffinée. Féculent.

**Tartine craquante orge complète★★★** : tartine plate et légère extrudée à base de farine d'orge complète. Féculent.

**Tartine craquante patate douce** : tartine plate et légère extrudée à base de farine de patate douce. Féculent. Sans gluten.

**Tartine craquante pépin de courge★★★** : tartine plate et légère extrudée à base de farine de pépin de courge. Féculent. Sans gluten.

**Tartine craquante petit épeautre★★** : tartine plate et légère extrudée à base de farine de petit épeautre raffinée. Féculent.

**Tartine craquante petit épeautre complète★★★** : tartine plate et légère extrudée à base de farine de petit épeautre complète. Féculent.

**Tartine craquante pois chiche★★** : tartine plate et légère extrudée à base de farine de pois chiche. Féculent. Sans gluten.

**Tartine craquante quinoa★** : tartine plate et légère extrudée à base de farine de quinoa raffinée. Féculent. Sans gluten.

**Tartine craquante quinoa complète★** : tartine plate et légère extrudée à base de farine de quinoa complète. Féculent. Sans gluten.

**Tartine craquante riz**★★ : tartine plate et légère extrudée à base de farine de riz raffinée. Féculent. Sans gluten.

**Tartine craquante riz complet**★★★ : tartine plate et légère extrudée à base de farine de riz complet. Féculent. Sans gluten.

**Tartine craquante sarrasin**★★ : tartine plate et légère extrudée à base de farine de sarrasin raffinée. Féculent. Sans gluten.

**Tartine craquante sarrasin complète**★★★ : tartine plate et légère extrudée à base de farine de sarrasin complète. Féculent. Sans gluten.

**Tartine craquante seigle**★★ : tartine plate et légère extrudée à base de farine de seigle raffinée. Féculent.

**Tartine craquante seigle complète**★★★ : tartine plate et légère extrudée à base de farine de seigle complète. Féculent.

**Tartine craquante sésame** : tartine plate et légère extrudée à base de sésame. Féculent. Sans gluten.

**Tartine craquante soja**★★ : tartine plate et légère extrudée à base de farine de soja raffinée. Féculent. Sans gluten.

**Tartine craquante soja complète**★★★ : tartine plate et légère extrudée à base de farine de soja complète. Féculent. Sans gluten.

**Tartine craquante sorgho**★★ : tartine plate et légère extrudée à base de farine de sorgho. Féculent. Sans gluten.

**Tartine craquante souchet**★★: tartine plate et légère extrudée à base de farine de souchet. Féculent. Sans gluten.

**Tartine craquante teff**★★ : tartine plate et légère extrudée à base de farine de teff raffinée. Féculent. Sans gluten.

**Tartine craquante teff complète★★** : tartine plate et légère extrudée à base de farine de teff complète. Féculent. Sans gluten.

**Tempeh★★★** : produit alimentaire à base de haricots mungos fermentés.

**Tende de tranche★★** : pièce de bœuf à mijoter. Viande rouge.
*Note : ne pas consommer plus de 120g environ de viande, poisson, œufs par jour !*

**Tendron de bœuf★★** : partie du bœuf comprenant les cartilages prolongeant les côtes. Viande rouge.
*Note : ne pas consommer plus de 120g environ de viande, poisson, œufs par jour !*

**Tendron de veau★★** : partie du veau comprenant les cartilages prolongeant les côtes.
*Note : ne pas consommer plus de 120g environ de viande, poisson, œufs par jour !*

**Tequila★** : eau-de-vie mexicaine.

**Tête-de-Maure★★** : fromage au lait de vache enrobé de paraffine rouge. Produit laitier.
*Note : pas plus de 30g de fromage par jour !*

**Tête de veau★★** : tête de veau consommée bouillie. Abat.
*Note : ne pas consommer plus de 120g environ de viande, poisson, œufs par jour !*

**Tétragone★★** : plante potagère dont on consomme les feuilles. Légume vert.

**Thé blanc★★** : infusion de feuilles de thé blanc.

**Thé d'Europe★★** : infusion de feuilles de véronique officinale.

**Thé glacé★★** : infusion de thé sucrée qui se bois fraîche.

**Thé glacé light★★** : infusion de thé édulcorée en bouteille et qui se bois fraîche, sans sucre.

**Thé noir★★** : infusion de feuilles de théier légèrement fermentées après la cueillette.

**Thé oolong★★** : thé entre le thé vert et le thé noir.

**Thé vert★★** : infusion de feuilles de théier torréfiées après la cueillette.

**Thon à la catalane★★** : préparation de thon mise en conserve accompagnée de sauce catalane.
*Note : ne pas consommer plus de 120g environ de viande, poisson, œufs par jour !*

**Thon à la mayonnaise★★** : préparation de thon mise en conserve accompagnée de sauce mayonnaise.
*Note : ne pas consommer plus de 120g environ de viande, poisson, œufs par jour !*

**Thon à la tomate★★** : préparation de thon mise en conserve accompagnée de sauce tomate concentrée.
*Note : ne pas consommer plus de 120g environ de viande, poisson, œufs par jour !*

**Thon à l'huile★★** : thon mis en conserve accompagné d'huile végétale.
*Note : ne pas consommer plus de 120g environ de viande, poisson, œufs par jour !*

**Thon au naturel★★** : thon mis en conserve sans aucun ajout à part du sel.
*Note : ne pas consommer plus de 120g environ de viande, poisson, œufs par jour !*

**Thon frais★★** : poisson gras marin fraîchement pêché.
*Note : ne pas consommer plus de 120g environ de viande, poisson, œufs par jour !*

**Thonine**★★ : poisson gras marin.
*Note : ne pas consommer plus de 120g environ de viande, poisson, œufs par jour !*

**Thym**★★★ : plante utilisée comme aromate.

**Thymus de l'agneau**★★ : voir « Ris d'agneau ». Abat.
*Note : ne pas consommer plus de 120g environ de viande, poisson, œufs par jour !*

**Thymus de veau**★★ : voir « Ris de veau ». Abat.
*Note : ne pas consommer plus de 120g environ de viande, poisson, œufs par jour !*

**Tilleul**★★★ : infusion de feuilles de tilleul.

**Tilsit** : fromage au lait de vache à pâte dure. Produit laitier.

**Tiramisu**★★ : entremets fait de couches alternées de mascarpone battu avec des jaunes d'œufs et de biscuits au café, le tout saupoudré de cacao en poudre.

**Tire**★★ : confiserie à base de pâte de sucre.

**Tisane**★★★ : boisson obtenue par la dissolution de certaines plantes dans de l'eau.

**Toast**★★ : tranche de pain grillé.

**Toast brioché**★★ : tranche de pain brioché grillé.

**Toast complet**★★★ : tranche de pain complet grillé.

**Toast sans gluten**★★ : tranche de pain sans gluten grillé.

**Toast complet sans gluten**★★★ : tranche de pain complet sans gluten grillé.

**Tofou**★★★ : voir « Tofu ».

**Tofu**★★★ : pâte de soja pochée ou grillée.

**Tomate(1)**★★★ : plante potagère qui produit ce fruit, considéré comme un légume vert : la tomate. Légume vert.

**Tomate(2)**★ : pastis additionné de sirop de grenadine.

**Tomate entière pelée en conserve**★★★ : tomate pelée puis conservée dans de la saumure.

**Tombe**★★ : poisson marin à chair blanche.
*Note : ne pas consommer plus de 120g environ de viande, poisson, œufs par jour !*

**Tomme de Brach**★★ : fromage au lait de vache à pâte persillée. Produit laitier.
*Note : pas plus de 30g de fromage par jour !*

**Tomme de Romans**★★ : fromage au lait de vache à pâte molle. Produit laitier.
*Note : pas plus de 30g de fromage par jour !*

**Tomme de Savoie**★★ : fromage au lait de vache à pâte pressée non cuite. Produit laitier.
*Note : pas plus de 30g de fromage par jour !*

**Topinambour**★★★ : plante potagère dont on consomme les tubercules. Légume vert.

**Tortilla(1)**★★ : petite crêpe de farine de maïs. Féculent. Sans gluten.

**Tortilla(2)**★★ : omelette diversement fourrée et retournée comme une crêpe lors de la cuisson.

**Tortilla chips**★ : biscuit soufflé et léger pour l'apéritif.

**Tortilla complète**★★★ : petite crêpe de farine de maïs complète. Féculent. Sans gluten.

**Tournedos de bœuf★★** : tranche ronde de filet de bœuf. Viande rouge.
*Note : ne pas consommer plus de 120g environ de viande, poisson, œufs par jour !*

**Tournedos de dinde★★** : tranche ronde de rôti de dindonneau.
*Note : ne pas consommer plus de 120g environ de viande, poisson, œufs par jour !*

**Touron** : voir « Nougat ».

**Tourte★★** : voir « Tarte ».

**Tourteau★★** : voir « Crabe ».

**Tourteau fromager** : gâteau à base de fromage de chèvre cuit dans la pâte.

**Tranche de filet★★** : pièce de viande de porc à griller.
*Note : ne pas consommer plus de 120g environ de viande, poisson, œufs par jour !*

**Tranche grasse★★** : pièce de bœuf à griller. Viande rouge.
*Note : ne pas consommer plus de 120g environ de viande, poisson, œufs par jour !*

**Travers de porc★★** : extrémité des côtes du porc.
*Note : ne pas consommer plus de 120g environ de viande, poisson, œufs par jour !*

**Tresse★★** : pain blanc légèrement sucré et tressé avec des cordons de pâte. Féculent.

**Tricholome de la Saint-George★★★s** : champignon comestible. Légume vert.

**Trigle★★** : voir « Grondin ».

**Tripes**★★ : mets composé de l'estomac et de diverses entrailles d'animaux de boucherie ainsi que les pieds diversement accommodés. Abat.
*Note : ne pas consommer plus de 120g environ de viande, poisson, œufs par jour !*

**Tripoux**★★ : plat composé de tripes de mouton mijotées en sauce. Abat.
*Note : ne pas consommer plus de 120g environ de viande, poisson, œufs par jour !*

**Trompette-des-morts**★★★ : voir « Craterelle ».

**Truffe**★★★ : champignon souterrain comestible. Légume vert.

**Truite**★★ : poisson gras d'eau douce.
*Note : ne pas consommer plus de 120g environ de viande, poisson, œufs par jour !*

**Truite de mer**★★ : poisson gras marin.
*Note : ne pas consommer plus de 120g environ de viande, poisson, œufs par jour !*

**Truite fumée** : filet de truite salé et fumé.

**Tuile**★★★ : petit-four sec aplati et arrondi sur un rouleau à pâtisserie.

**Turbot**★★ : poisson marin plat à chair blanche.
*Note : ne pas consommer plus de 120g environ de viande, poisson, œufs par jour !*

# U

**Ulluque**★★★ : tubercule comestible de l'ullucu. Légume vert.

**Ulve**★★★ : algue marine comestible, aussi appelée laitue de mer. Légume vert.

# V

**Vacherin(1)**★★ : fromage au lait de vache à pâte molle et à croûte lavée. Produit laitier.
*Note : pas plus de 30g de fromage par jour !*

**Vacherin(2)**★★ : fromage au lait de vache à pâte mi-dure. Produit laitier.
*Note : pas plus de 30g de fromage par jour !*

**Vacherin(3)**★★ : gâteau meringué garni de glace et de crème Chantilly.

**Vairon**★★ : petit poisson d'eau douce à chair blanche.
*Note : ne pas consommer plus de 120g environ de viande, poisson, œufs par jour !*

**Valençay**★★ : fromage au lait cru de chèvre en forme de pyramide. Produit laitier.
*Note : pas plus de 30g de fromage par jour !*

**Vandoise**★★ : poisson d'eau douce à chair blanche.
*Note : ne pas consommer plus de 120g environ de viande, poisson, œufs par jour !*

**Vanille**★★★ : fruit du vanillier utilisé comme parfum dans les pâtisseries.

**Vapeur (à la)**★★★ : cuisson d'un aliment au dessus d'une eau à ébullition.
*Note : tout dépend de la nature de l'aliment cuit à la vapeur !*

**Veau (viande de... tous morceaux confondus)**★★ : représente les viandes non préparées ni transformées, nature, prêtes à être cuisinées provenant du veau.
*Note : ne pas consommer plus de 120g environ de viande, poisson, œufs par jour !*

**Végétalien(ne)**★★★ : individu qui ne consomme aucune source alimentaire d'origine animale.

**Végétarien(ne)**★★★ : individu qui ne consomme pas de viande ni de poisson ni de plat ou produit transformé qui en contienne.

**Velouté**★ : voir « Yaourt ». Produit laitier.

**Velouté de légumes verts** : voir « Potage de légumes verts ».

**Venaison**★★ : chair comestible de gros gibier (sanglier, cerf, biche, etc.)
*Note : ne pas consommer plus de 120g environ de viande, poisson, œufs par jour !*

**Vengeron**★★ : voir « Gardon ».

**Ventrèche**★★ : lard maigre.
*Note : ne pas consommer plus de 120g environ de viande, poisson, œufs par jour !*

**Vergeoise**★★ : voir « Sucre roux ».

**Vermicelle★★** : pâte de marron sucrée en forme de filament fin.

**Vermicelle chinois★★★** : pâte alimentaire à base de farine de soja en forme de long et fin filament. Sans gluten.

**Vermicelle de « ... »** : voir « Pâte alimentaire de « ... » ».

**Vermouth★** : apéritif alcoolisé à base de vin blanc, au goût un peu amer.

**Verveine★★★** : plante condimentaire dont on consomme les infusions.

**Vesse-de-loup★★★** : gros champignon rond et blanc comestible. Légume vert.

**Viande blanche★★** : viande de volaille, de veau, de porc, de lapin.
*Note : ne pas consommer plus de 120g environ de viande, poisson, œufs par jour !*

**Viande confite★★** : viande cuite et conservée dans sa graisse.
*Note : ne pas consommer plus de 120g environ de viande, poisson, œufs par jour !*

**Viande des grisons** : viande séchée servie en très fine tranche.

**Viande fumée** : viande qui a été salée puis fumée.

**Viande noire★★** : viande de gibier.
*Note : ne pas consommer plus de 120g environ de viande, poisson, œufs par jour !*

**Viande panée★★** : viande enrobée de panure ou chapelure.
*Note : ne pas consommer plus de 120g environ de viande, poisson, œufs par jour !*

**Viande rouge★★** : viande de bœuf, d'agneau et de cheval.

*Note : ne pas consommer plus de 120g environ de viande, poisson, œufs par jour !*

**Vieille★★** : poisson marin à chair blanche.
*Note : ne pas consommer plus de 120g environ de viande, poisson, œufs par jour !*

**Viennoiserie★★** : produit de boulangerie confectionné avec une pâte fermentée enrichie de lait, de sucre, de matières grasses et d'œufs.

**Vieux-Lille★★** : fromage au lait cru de vache très fermenté. Produit laitier.
*Note : pas plus de 30g de fromage par jour !*

**Vignot** : voir « Bigorneau ».

**Vinaigre★★★** : solution aqueuse acide résultant de la fermentation d'une boisson alcoolisée.

**Vinaigrette★★★** : voir « Sauce vinaigrette ».

**Vin blanc★** : vin obtenu par la fermentation alcoolique du mout du raisin.
*Note : uniquement si l'alcool est utilisé dans un plat subissant une cuisson à découvert ! Ne pas boire de boisson alcoolisée !*

**Vin doux naturel★** : vin muté par addition d'alcool pendant sa fermentation alcoolique.

**Vin liquoreux★** : vin blanc dont la teneur en sucre est supérieure à 45 grammes par litre.

**Vin moelleux★** : vin blanc dont la teneur en sucre est de l'ordre de 10 à 45 grammes par litre.

**Vin mousseux★** : vin ou cidre contenant du gaz carbonique.

**Vin rosé★** : vin de couleur rose.

**Vin rouge** : vin obtenu par la fermentation alcoolique du raisin noir sous l'action de levures.
*Note : uniquement si l'alcool est utilisé dans un plat subissant une cuisson à découvert ! Ne pas boire de boisson alcoolisée !*

**Visitandine** : gâteau à base de blancs d'œufs battus, de beurre et d'amandes pilées.

**Vitoulet★ ★** : boulette de hachis de viande.
*Note : ne pas consommer plus de 120g environ de viande, poisson, œufs par jour !*

**Vive★ ★** : poisson marin à chair blanche.
*Note : ne pas consommer plus de 120g environ de viande, poisson, œufs par jour !*

**Vodka★** : eau-de-vie de grain de blé et de seigle.

**Volaille★ ★** : oiseau élevé en basse-cour tels poule, poulet, canard, pintade, oie, etc. Voir chaque volaille séparément.
*Note : ne pas consommer plus de 120g environ de viande, poisson, œufs par jour !*

**Vol-au-vent★ ★** : croûte ronde en pâte feuilletée garnie de compositions diverses.
*Note : tout dépend de la garniture du vol-au-vent !*

**Volvaire★ ★ ★** : champignon comestible. Légume vert.

**Wakamé★ ★ ★** : algue marine comestible.

**Warp**★★ : galette de blé bluté. Féculent.

**Warp complet**★★★ : galette de blé complet. Féculent.

**Wasabi**★★★ : moutarde japonaise.

**Waterzooi**★★ : plat de poisson ou de volaille cuit dans un court bouillon lié à l'œuf et à la crème fraîche.
*Note : ne pas consommer plus de 120g environ de viande, poisson, œufs par jour !*

**Whiskey**★ : voir « Whisky ».

**Whisky**★ : eau-de-vie de grain.

**Wienerli**★ : petite saucisse allongée. Charcuterie.
*Note : ne pas consommer plus de 120g environ de viande, poisson, œufs par jour !*

**Williamine**★ : eau-de-vie de poire.
*Note : uniquement si l'alcool est utilisé dans un plat subissant une cuisson à découvert ! Ne pas boire de boisson alcoolisée !*

**Xérès**★★★ : voir « Vinaigre ».

**Xylitol**★★★ : sucre-alcool utilisé comme édulcorant.

**Yannoh★★★** : boisson à base de seigle, de chicorée, de gland et d'orge.

**Yaourt à la grecque★** : voir « Yaourt ».

**Yaourt aromatisé★** : lait de vache, de brebis ou de chèvre fermenté à l'aide de ferments lactiques puis sucré et aromatisé. Produit laitier.

**Yaourt aux céréales★** : yaourt sucré enrichi de céréales diverses en poudre.

**Yaourt au lait d'amande** : lait d'amande fermenté à l'aide de ferments lactiques, sucré ou non. Produit laitier. Sans lactose.

**Yaourt au lait de brebis entier nature★** : lait de brebis entier fermenté à l'aide de ferments lactiques, non sucré. Produit laitier.

**Yaourt au lait de brebis entier nature sucré★** : lait de brebis entier fermenté à l'aide de ferments lactiques et sucré. Produit laitier.

**Yaourt au lait de brebis maigre nature★** : lait de brebis ayant subi un écrémage partiel ou complet fermenté à l'aide de ferments lactiques, non sucré. Produit laitier.

**Yaourt au lait de brebis maigre sucré★** : lait de brebis ayant subi un écrémage partiel ou complet fermenté à l'aide de ferments lactiques et sucré. Produit laitier.

**Yaourt au lait de chèvre entier nature★** : lait de chèvre entier fermenté à l'aide de ferments lactiques, non sucré. Produit laitier.

**Yaourt au lait de chèvre entier nature sucré★** : lait de chèvre entier fermenté à l'aide de ferments lactiques et sucré. Produit laitier.

**Yaourt au lait de chèvre maigre nature★** : lait de chèvre ayant subi un écrémage partiel ou complet fermenté à l'aide de ferments lactiques, non sucré. Produit laitier.

**Yaourt au lait de chèvre maigre sucré★** : lait de chèvre ayant subi un écrémage partiel ou complet fermenté à l'aide de ferments lactiques et sucré. Produit laitier.

**Yaourt au lait de coco★★★** : lait de coco fermenté à l'aide de ferments lactiques, sucré ou non. Produit laitier. Sans lactose.

**Yaourt au lait de noisette★★** : lait de noisette fermenté à l'aide de ferments lactiques, sucré ou non. Produit laitier. Sans lactose.

**Yaourt au lait de riz★★★** : lait de riz fermenté à l'aide de ferments lactiques, sucré ou non. Produit laitier. Sans lactose.

**Yaourt au lait de soja★★★** : lait de soja fermenté à l'aide de ferments lactiques, sucré ou non. Produit laitier. Sans lactose.

**Yaourt au lait de vache entier nature★** : lait de vache entier fermenté à l'aide de ferments lactiques, non sucré. Produit laitier.

**Yaourt au lait de vache entier nature sucré★** : lait de vache entier fermenté à l'aide de ferments lactiques et sucré. Produit laitier.

**Yaourt au lait de vache maigre nature★** : lait de vache ayant subi un écrémage partiel ou complet fermenté à l'aide de ferments lactiques, non sucré. Produit laitier.

**Yaourt au lait de vache maigre sucré★** : lait de vache ayant subi un écrémage partiel ou complet fermenté à l'aide de ferments lactiques et sucré. Produit laitier.

**Yaourt aux fruits★** : lait de vache, de brebis ou de chèvre fermenté à l'aide de ferments lactiques additionné de fruits. Produit laitier.

**Yaourt au muesli ★** : voir « Yaourt aux céréales ».

**Yaourt aux fruits à 0% de matière grasse édulcoré★** : lait de vache, de brebis ou de chèvre écrémé fermenté à l'aide de ferments lactiques additionné de fruits. Produit laitier.

**Yaourt à 0% de matière grasse édulcoré★** : lait de vache, de brebis ou de chèvre écrémé fermenté à l'aide de ferments lactiques puis édulcoré, en général avec du fructose. Produit laitier.

**Yaourt à 0% de matière grasse sucré★** : lait de vache, de brebis ou de chèvre écrémé fermenté à l'aide de ferments lactiques puis sucré. Produit laitier.

**Yaourt brassé★** : voir « Yaourt ».

**Yaourt riche en phytostérols★** : lait de vache, de brebis ou de chèvre fermenté à l'aide de ferments lactiques puis enrichi en phytostérols. Produit laitier.

**Yaourt sans lactose★** : yaourt au lait de mammifère sans lactose. Produit laitier.

**Yogourt★** : voir « Yaourt ».

# Z

**Zée**★★ : voir « Saint-pierre ».

**Zérumbet**★★★ : rhizome aromatique voisin du gingembre. Légume vert.

**Zeste**★★★ : écorce extérieure des agrumes.